Barbara Günther-Haug

Den Boden unter den Füßen verlieren

Barbara Günther-Haug

Den Boden unter den Füßen verlieren

Wenn eine seelische
Erschütterung schwer trifft und
wie man bei Schock-Erfahrungen
Heilung findet

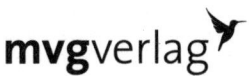

mvgverlag

Bibliografische Information der Deutschen Nationalbibliothek
Die Deutsche Nationalbibliothek verzeichnet diese Publikation in der Deutschen National-
bibliografie.
Detaillierte bibliografische Daten sind im Internet über http://d-nb.de abrufbar.

Für Fragen und Anregungen
info@mvg-verlag.de

Originalausgabe
1. Auflage 2020
© 2020 by mvg Verlag, ein Imprint der Münchner Verlagsgruppe GmbH
Nymphenburger Straße 86
D-80636 München
Tel.: 089 651285-0
Fax: 089 652096

Redaktion: Caroline Draeger
Umschlaggestaltung: Sonja Vallant
Umschlagabbildungen: shutterstock/GoodStudio
Satz: Ortrud Müller, Die Buchmacher – Atelier für Buchgstaltung, Köln
Druck: CPI books GmbH, Leck
Printed in Germany

ISBN Print 978-3-7474-0198-9
ISBN E-Book (PDF) 978-3-96121-556-0
ISBN E-Book (EPUB, Mobi) 978-3-96121-557-7

Weitere Informationen zum Verlag finden Sie unter

www.mvg-verlag.de
Beachten Sie auch unsere weiteren Verlage unter www.muenchner-verlagsgruppe.de

Inhalt

Kapitel 1

Wer den Schaden hat, braucht für den Schock nicht zu sorgen

Sie betreten nichtsahnend die Firma, da kommt der Wachdienst, eskortiert Sie zum Chef, und Sie hören, dass Sie gekündigt sind. Oder Sie fahren auf dem Rad abends nach Hause, da schießt aus einer Seitenstraße ein Auto hervor, und plötzlich fliegen Sie durch die Luft. Manchmal ändert sich das Leben innerhalb von Sekunden: Die Partnerin hat sich unbemerkt in einen andern verliebt und zieht aus. Der Arzt sagt, dass der Knoten bösartig ist. Der wichtigste Kunde springt ab, und jetzt will auch die Bank nicht mehr.

Solche Erlebnisse mit ihren vielen Folgen gehen nicht spurlos an uns vorüber. Sie verwandeln unseren Alltag und uns selbst. Wir denken und fühlen danach anders. Ein Kopf nimmt Schaden, wenn man ihn mit dem Hammer traktiert, das weiß jeder. Aber hier reden wir von Verletzungen anderer Art. Manchmal bleibt die Schädeldecke heil, kein Blut fließt, uns ist äußerlich nichts anzusehen, und trotzdem hat uns etwas schwer getroffen – eine seelische Erschütterung, ein Schock.

Der typische Schock tritt plötzlich ein. Ein schlimmes Ereignis genügt. Es kann uns so überfordern, dass Psyche und vielleicht auch Kreislauf rasant zusammenbrechen. Mit oder ohne Unterstützung raffen wir uns zwar nach einigen Minuten bis Stunden wieder auf, doch damit ist der Schrecken nicht wirklich ausgestanden. Derselbe

Kopf, der eben noch ganz durcheinander war, sieht sich vor schwierige Aufgaben gestellt, soll Krisen managen und kommt doch kaum mit den eigenen Gedanken klar. Statt Zuversicht und Tatkraft, die wir jetzt dringend bräuchten, machen sich Angst und Verzweiflung breit.

Ein buchstäblich schockierendes Erlebnis hat über die akute Belastungsreaktion hinaus große Auswirkungen auf unsere Seele und kann Denken, Fühlen und Wahrnehmung nachhaltig verstören. Wir sprechen dann von einem Psychotrauma. Der Begriff Trauma (altgriechisch für Wunde) steht in der Medizin allgemein für eine Verletzung durch Gewalteinwirkung. Meist sind solche Schäden nur allzu offensichtlich; es lässt sich nicht leugnen, dass etwas kaputtgegangen ist. Eben war der Knochen noch heil, aber dann dieses Glatteis, man kommt ins Rutschen, knacks, und da liegt man mit dem gebrochenen Bein. Nun braucht man den Unfallchirurgen.

Bei einem mentalen Knacks ist es ähnlich, nur dass hier Psychotherapeuten zuständig sind. Erfahrungen mit Schockzuständen zeigen, dass unser seelischer Apparat genau wie das gebrochene Bein Schienung und Unterstützung benötigt, um zur alten Form zurückzufinden. Wir wollen keine bleibenden Schwachstellen!

Selbst wenn Ihr Schock-Ereignis länger zurückliegt: Mit den richtigen Methoden lassen sich Fehlentwicklungen noch nach Jahren korrigieren. Wir sind lebendige Wesen, in uns wohnt die wunderbare Kraft zur Heilung. Geht eine Tasse entzwei, wachsen die Scherben nicht wieder zusammen. Der Knochen dagegen bildet neue Zellen und regeneriert sich allmählich. Ebenso heilt die Psyche von innen heraus. Und wir können ihr dabei helfen.

Im medizinischen Sinn ist die Seele ein Körperteil wie alle anderen: Ein im Gehirn angesiedeltes biologisches System, das auf Eindrücke aus der Außenwelt und dem übrigen Organismus reagiert, das aber auch eine ganz eigene Dynamik hat – selbst wenn kaum Reize eintreffen, ist die Seele aktiv. Unsere Nervenzellen (Neuronen) sind über sogenannte Botenstoffe (Transmitter) in komplizierten Netzwerken miteinander verknüpft. Es findet ein Erregungsaustausch statt, der sich gegenseitig aufschaukeln oder blockieren kann und unserem Bewusstsein Gefühle, Gedanken, Wahrnehmungen vermittelt, die das Handeln bestimmen. Die Seele soll angemessen auf die sie erreichenden Reize reagieren, nicht zu stark, nicht zu schwach, dann funktioniert sie gut. »Funktionieren« ist ein trockenes Wort, an das wir uns im Zusammenhang mit unserem Seelenleben erst gewöhnen müssen. Tatsächlich werden wir unsere zahlreichen Aufgaben aber umso leichter bewältigen, je präziser unser Kopf arbeitet.

Nun gibt es belastende Ereignisse, die uns psychisch maximal negativ stimulieren. Die Auslöser können unterschiedlich sein, der Effekt aufs Gehirn bleibt derselbe: Ein extremer Ausstoß von Stress-Transmittern, unsere mentalen Kapazitäten sind überfordert, Verarbeitungsprozesse entgleisen. Das im Ausnahmezustand befindliche Gehirn regt zudem starke Hormonausschüttungen in anderen Körperregionen an. Kortisol und Adrenalin versetzen uns in spannungsreiche Flucht- und Kampfbereitschaft, womöglich bis zum Kollaps von Muskeln und Kreislauf. Vergleichbare Kettenreaktionen kennen wir beispielsweise von der Autobahn: Bei hohem Verkehrsaufkommen drohen Kollisionen, und jeder Unfall erhöht das Risiko für den nächsten. Auf ganz ähnliche Weise kann der Schock im Gehirn um sich greifen und sich sogar dort einnisten.

Der Begriff »Psychotrauma« ist demnach wie in der Chirurgie wörtlich zu nehmen: Durch das Schock-Ereignis ist ein Defekt entstanden und zwar in dem neurobiologischen System, das wir Psyche nennen. Ein Schock führt, anders als ein Schlaganfall, nicht zum makroskopischen Untergang von Gewebe und ist deshalb auf radiologischen Bildern nicht erkennbar. Aber er verwüstet die mikroskopischen Abläufe der Hirnchemie und bewirkt so teils erhebliche psychische Störungen.

Zuerst den Kopf reparieren

Wenn es uns nach einem Schock schlecht geht, sehnen wir uns nach Hilfe. Meist denken wir dabei nicht an unser verletztes Gehirn, sondern an die vielen äußeren Dinge, die durcheinandergeraten und jetzt zu regeln sind. Vom Kopf erwarten wir, dass er von selbst heilt. Manchmal geschieht das auch, aber oft genug ist die seelische Wunde zu tief. Und natürlich tut es dem Gehirn nicht gut, wenn kurz nach dem Trauma schon schwierige Aufgaben anstehen. Man versucht, sich zu zwingen, wird jedoch oft erleben, dass der Druck alles nur noch schlimmer macht.

Die Symptome von Trauma-Folgestörungen sind vielgestaltig und hängen unter anderem von der Art der Traumatisierung ab. Wer Schreckliches mitansehen musste, hat ungewollt Bilder gespeichert, die andern nicht einmal im Alptraum einfallen würden. Wer schlecht behandelt wurde in Beruf oder Liebe, denkt danach schlechter von sich und den Menschen überhaupt. Schock-Erfahrungen sind entsprechend vielfältig: familiäre Verluste durch Tod oder Trennung; lebensverändernde Krankheiten bei sich oder Angehörigen; Jobverlust; Geldverlust, Unfälle als Opfer, Zeuge oder Verursacher, Krieg, Folter, Katastrophen; Straftaten beginnend mit Einbruch und Stalking bis hin zu Sexualdelikten, Überfällen oder schwerem Betrug. Manchmal trifft es uns allein, manchmal die ganze Familie oder gar das komplette Land wie in einem Krieg oder bei einer Pandemie.

Schock-Erlebnisse wirken lähmend. Viele Betroffene hätten nie für möglich gehalten, dass das Leben solch schwarze Seiten besitzt, jedenfalls nicht für sich persönlich. Dann wird für viele der Schock zum existentiellen Einschnitt. Wer lange das Glück hatte, relativ unversehrt zu bleiben, nimmt das zunächst als selbstverständlich hin und glaubt im Stillen an die eigene Unverwundbarkeit. Man ist noch »naiv«, was so viel heißt wie »eben erst geboren«, also unerfahren. Dabei darf man die Naivität nicht mit Dummheit verwechseln; sie ist ein Abwehrmechanismus, der uns erlaubt, optimistisch durch die krumme Welt zu schreiten. Aber plötzlich hat es uns erwischt. Der magische Bann ist gebrochen, wir wurden getroffen und müssen obendrein erkennen, dass sich das, was einmal passiert ist, wiederholen könnte. Von diesem Moment an sind wir für die Pfeile des Schicksals nicht mehr unerreichbar. Diese Erkenntnis bringt uns ins Wanken.

Vielleicht tröstet Sie der Gedanke, dass sehr viele Menschen, so sie nur alt genug werden, eines Tages einen Schock erleiden. Oder sagen Sie jetzt, dass diese Behauptung Ihnen persönlich kein bisschen weiterhilft? Was geht Sie die Misere der anderen an; Ihnen, Ihnen tut es weh, und zwar unerträglich. Außerdem ist Ihre Geschichte schlimmer als die des Nachbarn, der bloß eine Frau mit Alzheimer hat.

Ihre Bitterkeit ist erst einmal nur zu begreiflich. Verwünschen Sie ruhig die ränkespinnenden Götter, denn auf diese Weise lässt man Dampf ab. Aber bleiben Sie bitte nicht im Hader stecken. Nach manchen Erfahrungen könnte man auf die wilde Idee kommen, dass die ganze Welt schlecht und man selbst verflucht ist. Halt, solche Gedanken wären auch kein Grund, sich zu schämen. Schocks sind ausgesprochen menschlich. Das Gehirn des Homo sapiens ist in seiner auf Erden einmaligen Intelligenz so kompliziert, dass man sich nicht zu wundern braucht, wenn es unter Extrembelastungen gründlich entgleist. Immerhin – und das sage ich Ihnen gern – lässt sich unser Oberstübchen nie vollständig demolieren. Es bleiben stets intakte Räume, und genau um diese Räume geht es mir hier, denn wir können sie nutzen, um das Gesamtsystem wieder flott zu machen.

Menschliche Größe beruht nicht darauf, dass uns alles geschenkt wird. Sie erwächst aus unseren gemeisterten Prüfungen. Wir müssen keine Bestnoten erreichen – wie sollten wir das, wenn wir keine Chance zur Vorbereitung hatten? Ein Schock ist ja zumeist hervorgerufen durch etwas plötzlich über uns Hereinbrechendes. Hinzu kommt: Wir können nicht zaubern. Und das sollten wir uns vor Augen halten: Es genügt, irgendwie durchzukommen. Mag sein, dass wir vieles verlieren – aber nicht unsere Nerven, die wollen wir retten. Und damit behalten wir unsere beste Ressource, die uns neue Möglichkeiten weisen wird, denn mit gesundem Geist ist der Mensch ja findig.

Schock ist Erkenntnis, vielleicht eine herbe, aber eine Erfahrung in einem Lebensbereich, den wir nur vom Hörensagen kannten, weil er zuvor für uns noch im Dunkeln lag. Auch deshalb trifft es uns meist unvorbereitet. Wie wir daran reifen und vielleicht sogar Vorbild und Ratgeber für andere Menschen in Not werden können, das will dieses Buch erklären.

Solche Tugenden werden zu teuer erkauft? Ja, aber deshalb sind sie umso wertvoller. Machen Sie sich nicht zum Vorwurf, dass es Sie erwischt hat. Leid kann man nicht dauerhaft vermeiden, nur überstehen. Verneigen Sie sich respektvoll vor dem eigenen Schmerz. In der abendländischen Kultur ist der leidende Mensch nicht verächtlich, sondern zum Gottessohn verklärt. Nur unwissende Knechte schmähen das Leiden, zumindest im Evangelium. Diese Auffassung leuchtete so vielen Menschen ein, dass sich der Christenglaube ausbreitete und zur Weltreligion entwickelte.

Wir wollen trotzdem alle so schnell wie möglich raus aus der Märtyrerrolle. Es stimmt zwar, dass wir manchem Schicksal ausgeliefert sind – doch nicht unbedingt unseren Schockschäden. Die gehen wir jetzt gemeinsam an.

Arbeitsblätter zum mentalen Training

Sie mochten Arbeitsblätter schon in der Schule nicht? Da sind Sie nicht allein. Aber wie sagt man beim Skat: Wer schreibt, der bleibt. Unsere Arbeitsblätter dienen nicht nur der Wiederholung, sondern lotsen das Denken mit gezielten Fragen und Anregungen heraus aus dem Schlammloch der Depression. Fangen Sie klein an und bauen Sie langsam ein eigenes Instrumentarium auf. Wählen Sie ein Lese- und Arbeitstempo, bei dem Sie nicht aus der Puste und trotzdem vorwärtskommen. Üben lohnt sich. Und auch das stete Wiederholen. Was wir hier machen, ist Krankengymnastik für das Gehirn, und die bringt Ihnen Schritt für Schritt die geistige Beweglichkeit zurück.

In den Arbeitsblättern können Sie sich mit Ihrer individuellen Situation beschäftigen. Schreiben fördert klares Denken stärker, als wenn wir nur so vor uns hin sinnieren. Deshalb spricht viel für die Schriftform, statt nach alter Schülersitte »die Hausaufgaben im Kopf« zu machen. Probieren Sie einfach aus, wie es Ihnen damit geht. Das gilt übrigens für alle Vorschläge in diesem Buch. Geben Sie nicht zu früh auf, wenn etwas nicht auf Anhieb gelingt, aber zwingen Sie sich auch nicht zu Übungen, die nun genau Ihnen aus einem persönlichen Grund nicht liegen. Versuchen Sie dann einfach eine der vielen anderen Möglichkeiten.

Arbeitsblatt 1

Sie sind immer noch Sie selbst –
ein kurzer Steckbrief

Datum: _____

Der Schock hat es an sich, dass wir alles in Frage stellen. Nichts scheint mehr wie zuvor. Wir werden uns selber fremd, zweifeln an uns, als hätten wir uns nie richtig gekannt. Haben wir uns und anderen nur etwas vorgemacht?

Diese Gedanken sind nach einem Schock normal, entspringen aber nicht der Realität, sondern unserer tiefen Verunsicherung. Deshalb notieren wir uns zum Anfang ein paar Grundwahrheiten über uns selbst, die jetzt, nach dem Schock, genauso zutreffen wie vorher:

Ich heiße: _____

Mein Geburtstag und Geburtsort:_____

_____

Mein Bauchnabel wölbt sich nach ☐ innen oder nach ☐ außen.

Meine Lieblingstiere:_____

_____

Barbara Günther-Haug: *Den Boden unter den Füßen verlieren* © mvg Verlag

Was ich gern an mir mag: _____

_____

Meine Lieblingshelden aus Buch oder Film: _____

_____

_____

Meine bisher mutigste Tat: _____

_____

Kapitel 2

Was macht ein Schock
mit dem Gehirn?

Ein Schock-Ereignis ist für die Psyche ein Reiz von extremer Intensität. Es handelt sich um ein akutes Geschehen, nicht um eine chronische Bürde, die uns zwar erschöpft, aber nicht von eben auf gleich mental kollabieren lässt. Ein Burnout bahnt sich allmählich an, der Schock dagegen kann sekundenschnell eintreten oder sich innerhalb weniger Stunden in uns ausbreiten.

Ein Psychotrauma – und nichts anderes ist so ein Schock – ist die normale Reaktion auf unnormale Umstände. Ab einer bestimmten Belastungsstärke erleidet jede Seele Einbrüche. Man hat nichts falsch gemacht. Doch genau wie bei anderen Unfällen erleben wir, dass ein Organ, nämlich unser Kopf, schlagartig nicht mehr funktioniert. Somit ist jetzt nicht nur äußerlich etwas Schlimmes passiert, nein, wir haben außerdem innerlich Schaden genommen. Dies verstärkt den Schrecken. Es fühlt sich an wie ein Kontrollverlust auf allen Ebenen. Eine solch bestürzende Erfahrung kann sich geistig festsetzen und über die aktuelle Lage hinaus zu Störungen führen. Dem wollen wir mit Hilfe psychotraumatologischer Methoden vorbeugen und eine möglichst rasche und vollständige Genesung herbeiführen.

Welche Symptome bringt ein Psychotrauma mit sich? Wir sehen schließlich kein Blut fließen. Deshalb ist man zumindest als Außenstehender versucht, die Problematik zu unterschätzen. Einerseits weiß die Menschheit seit jeher um die verheerenden Auswirkungen von Schock-Erfahrungen und hat sich auch stets therapeutisch darum bemüht. Andererseits denkt man heute gern wie Sigmund Freud, der aufzeigte, dass ein psychisches Symptom nicht nur Defekt sein muss, sondern eine tiefere Bedeutung haben kann. Also argwöhnt die Umgebung nach einiger Zeit, ob die Betroffenen sich eigentlich mit ihren angeblichen Beschwerden irgendwie wohlfühlen, einen »Krankheitsgewinn« daraus ziehen oder warum es sonst nicht besser werden will. Doch Trauma-Folgestörungen haben weder Nutzen noch Hintersinn, sie zeigen einfach, dass das Gehirn noch nicht wieder richtig funktioniert. Betroffen sein können:

✘ Wahrnehmung
✘ Gefühle
✘ Körper
✘ Denken
✘ Verhalten

Wobei diese Aufzählung nicht als Reihenfolge zu verstehen ist, vielmehr schlägt der Schock wie ein Blitz in alle Systeme gleichzeitig ein.

Wir verschaffen uns zum Einstieg einen ersten Überblick, welche Probleme in den genannten Funktionsbereichen auftreten können, aber wohlgemerkt nicht müssen. Die individuellen Ausprägungen sind sehr unterschiedlich.

Wahrnehmung

Hier geht es um die Eindrücke der fünf Sinne, mit denen wir unsere Außenwelt wahrnehmen: Sehen, Hören, Riechen, Schmecken, Tasten. Natürlich spüren wir auch uns selbst, den Herzschlag, die volle Blase oder dergleichen. Während eines Schocks kann unsere Wahrnehmung allerdings ganz aussetzen, wir haben dann eine Gedächtnislücke für das eigentliche Ereignis. Ein Blackout sorgt zumindest dafür, dass wir von weiteren schrecklichen Eindrücken verschont bleiben. Doch es beweist, dass unsere mentale Verarbeitung in diesem Moment total überfordert war. Auch in der Folgezeit kann vermehrt Geistesabwesenheit auftreten, man ist schreckhaft, fühlt sich der Umwelt oder dem eigenen Körper merkwürdig entfremdet. Starke Sinneseindrücke wie Gerüche, die uns früher angenehm waren, können plötzlich abstoßend wirken – oder wir bemerken sie zur Verwunderung unserer Mitmenschen gar nicht.

Unsere Wahrnehmung ist ohnehin nie objektiv wie eine Kamera, sondern hängt von unserem Wachheitsgrad, unserem Interesse und unserer Grundstimmung ab. Nach dem existenziellen Einschnitt, den ein Schock nun einmal bedeutet, schlafen wir schlecht und messen Dingen, die wir früher liebten, keine Bedeutung mehr bei. Dies beeinträchtigt die Wahrnehmung, sie wird weniger Außenreize verarbeiten als früher. Überdies ist sie von Haus aus selektiv: Man sieht, was man zu sehen erwartet. Wenn wir traurig sind, bemerken wir vor allem Dinge, die uns in unserer Trauer bestätigen und verstärken; nicht den sonnigen Himmel, sondern das staubige Pflaster.

Außerdem bleibt die Wahrnehmung für gewisse Eindrücke überempfänglich, die mit dem Schock-Ereignis in Verbindung standen. Wer um Ostern herum einen Herzinfarkt erleiden musste, dem könnte im nächsten Jahr flau werden, nur weil er wieder die

Narzissen sieht. Wo eine traumaassoziierte, doch eigentlich belanglose Wahrnehmung eine reflexhafte Stressreaktion auslöst, nennen wir dies einen »Trigger« (Auslösereiz). Auch Tiere sind nach erlittenen Traumata triggerbar. Wenn ein Hund von einem Menschen in roter Jacke verprügelt wurde, nimmt er später vielleicht Reißaus, sobald sich nur irgendwo eine rote Jacke zeigt. Das tierische Gehirn wird sich unter günstigen Umständen allerdings schneller erholen, gerade weil es nicht so kompliziert gebaut ist. Für den Menschen gilt leider auch hier: Gelernt ist gelernt.

Gefühle

Die ersten Gefühle während eines Schocks liegen irgendwo zwischen Angst, Entsetzen, Ekel, und können so heftig sein, dass man gar nicht mehr weiß, was man überhaupt empfunden hat. Nach und nach kommt man dann zu sich, überdenkt das Erlebte, zieht Schlüsse und wird vielleicht noch unglücklicher. Typische Gefühle sind Trauer, Verzweiflung, Reue, Scham, Schuldgefühle oder Wut und Hass.

Gefühle beeinflussen alle anderen seelischen Funktionen. Wenn wir Angst haben, sehen wir nur noch, was die Angst zu bestätigen scheint, und ein mürrischer Blick kann da schon genügen. So erreichen wir manchmal eine emotionale Spannung, die den realen Umständen nicht mehr angemessen ist (der Volksmund sagt: Wir steigern uns rein).

In jedem Fall bedeuten intensive Gefühle, dass das Hirn »auf starker Flamme kocht«. Dies laugt auf Dauer den Transmitter-Haushalt aus. Emotionale Hochspannung ist ein doppelter Energiefresser: erstens aufwendig in der Produktion, zweitens belastend für den Rest des Organismus.

Körper

Wenn im Kopf viel vorgeht, wirkt sich das auf den ganzen Menschen aus. Seelische Spannungen können die Funktion anderer Organe empfindlich stören, und dann redet man in der Fachsprache von »Psychosomatik«. Mit dem altgriechischen Begriff »Soma« ist der Körper gemeint im Gegensatz zum vermeintlich unkörperlichen Geist. Da die uns hier interessierenden seelischen Prozesse genauso zellbiologischer Natur sind wie die Vorgänge in anderen Organen, ist diese gegensätzliche Betrachtung im Grunde überholt. Gemeint sind einfach die Auswirkungen einer unruhigen Schaltzentrale auf das Gesamtsystem.

Psychosomatische Wechselwirkungen kennen wir von klein auf: Das Kind freut sich auf Weihnachten und wird zappelig. Der Student steht vor einer Prüfung und muss vorher ein paarmal aufs stille Örtchen. Dem Kopf ist nicht egal, wenn der Fuß wehtut, und dem Fuß nicht, wenn der Kopf sich erschreckt, dann rollt er die Zehen ein. Insofern ist es wenig erstaunlich, dass ein Schock-Ereignis den Körper schwer angreift.

Meist werden vorbestehende Schwachstellen getroffen: der Rücken, der Darm oder auch die Migräneneigung. Sexualleben, Appetit und Schlafdauer können nachlassen oder sich umgekehrt steigern. Die Körperhaltung kann zum bleibenden Ausdruck des erlittenen Schreckens werden: Man geht nicht mehr gerade und frei, lässt die Schultern hängen, »klappt zusammen«. Andere psychomotorische Störungen sind das Zittern traumatisierter Soldaten oder ein bleibendes Stammeln und Stottern.

Denken

Ein vom Schock getroffenes Gehirn kann Denkstörungen entwickeln. Häufig sind Gedächtnis, Konzentration und Problemlösefähigkeit beeinträchtigt. Auch Denkinhalte verändern sich: Das traumatische Ereignis hat uns so beeindruckt, dass wir laufend darüber nachgrübeln.

Beeinflusst von den geschockten Gefühlen kommt man jedoch nicht immer zu einer ausgewogenen Einschätzung. Vielmehr denkt der traurige Mensch, dass die Welt ein einziges Jammertal sei, und vergisst die Freuden, die er erleben durfte. Der Zornige ruft sich alle Gemeinheiten in Erinnerung, die an ihm und andern verübt wurden, und lässt empfangene Freundlichkeiten außer Acht. Dies verstärkt wiederum das dunkle Grundgefühl – ein Teufelskreis.

Bei Trauma-Folgestörungen kommen anders als bei anderen ängstlichen oder depressiven Verstimmungen außerdem Intrusionen vor. Damit sind Trauma-Erinnerungen gemeint, die sich heftig und ungewollt einstellen. Handelt es sich um Bilder des Geschehens, nennt man sie Flashbacks (Rückblenden). Aber auch Gerüche, Klänge, das Gefühl des Schreckens, körperliche Zustände wie Starre oder Übererregung treten überfallsweise auf. Intrusionen sind oft leicht triggerbar, ein kleiner Reiz ruft große Reaktionen wach. Oder sie schießen ganz spontan ins Bewusstsein.

Diese Symptomatik zeigt, dass unsere Psyche das monströse Trauma-Ereignis in ihren Speichern noch nicht ausbruchsicher verstaut hat. Natürlich lässt sich ein so bedeutsames Geschehen nicht ausradieren. Doch um möglichst unbelastet in die Zukunft sehen zu können, soll die Erinnerung zugänglich, also willentlich verfügbar, aber nicht dauernd präsent sein. Manche Betroffenen sind wie auf der Flucht, doch was wir unbedingt vergessen wollen, ist erst recht da. Unser panisches Bemühen, gewisse Gedanken zu meiden, führt zum Gegenteil. Wer einem Kind eine gefährliche Steckdose mit eindrücklichem »Nein, nein« und intensiver Warngeste zeigt, muss sich nicht wundern, dass davon dann ein unwiderstehlicher Reiz ausgeht: Das Kind ist fortan fasziniert von jeder Steckdose. Auch mit unserem Schock-Erlebnis ist das so, und dies permanente »Kreisen im Kopf« geht mit zermürbender Anstrengung einher und schränkt den geistigen Spielraum ein, so dass weniger Kapazität für die Erledigung des Alltags bleibt.

Verhalten

Nach einer Erfahrung, die Störungen im gesamten Organismus verursacht hat, ändert sich auch das Verhalten. Viele Menschen schotten sich ab, lassen Dinge schleifen. Andere zeigen sich aggressiv und werden auf diese Weise einsam. Suchtverhalten kann ausufern, man bekämpft die belastenden seelischen Zustände mit Alkohol, Essen, Drogen, Spiel oder Sex. Es gibt freilich auch Betroffene, die sich neue Werte und Herausforderungen schaffen, Träume verwirklichen. Denn ein Schock lehrt uns, dass Geld nicht alles ist und wir nicht ewig leben. Ein Sonderfall sind jene Leute, die sich nach dem Trauma auf Wundersuche begeben in der Hoffnung auf magische Heilung, Entscheidungshilfe durch Wahrsagerei oder Kontaktaufnahme zu den Toten. Sie werden in die Gesellschaft von Menschen geraten, die ihnen viel Geld abnehmen oder selbst mit dem Diesseits nicht gut zurechtkommen.

Sondieren wir mit dem nächsten Arbeitsblatt und dem Folgekapitel zunächst einmal, in welchen Funktionsbereichen sich bei Ihnen eventuelle Störungen oder gar Krankheitssymptome zeigen. Danach gehen wir die Probleme Stück für Stück an – beginnend mit unserer Wahrnehmung, denn mit verschleiertem Blick ist ja schon das Lesen dieses Buchs erschwert. Anschließend lernen wir, unsere Gefühle zu managen, weil zu starke Gefühle eine schwere Last sind. Dann folgt der Körper, dem es ebenfalls einigermaßen wohl ergehen muss, wenn wir überhaupt eine Chance auf klare Gedanken haben wollen, die unser nächstes Anliegen sind. Und sobald wir unsern Scharfsinn wiedererlangt haben, werden wir auch zu angemessenem Verhalten zurückfinden, das Erforderliche tun und vielleicht sogar an Weisheit gewonnen haben.

Arbeitsblatt 2

Woran hakt es bei mir?

Name und Datum: _____

Hier finden Sie jeweils drei Aussagen, die typischerweise auf eine Störung im jeweiligen Funktionsbereich hinweisen. Trifft auch nur eine dieser Aussagen auf Sie zu, sind die entsprechenden Kapitel dieses Buchs für Sie besonders interessant. Kreuzen Sie gegebenenfalls an:

Wahrnehmung:

☐ Ich bin oft zerstreut und komme mit der Arbeit schlecht voran.
☐ Ich wurde schon mehrfach gescholten, weil ich Absprachen vergessen habe.
☐ Ich fühle mich in meiner gewohnten Umgebung oder sogar in meinem Körper jetzt manchmal fremd und unvertraut.

Siehe besonders Kapitel 4, 5 und 6.

Gefühle:

☐ Ich bin häufig niedergeschlagen oder gereizt.
☐ Ich habe mehr Ängste als früher.
☐ Meine Stimmung kommt leicht ins Kippen, und ich kann oft kaum die Tränen zurückhalten.

Siehe besonders Kapitel 7, 8, 9 und 10.

Barbara Günther-Haug: *Den Boden unter den Füßen verlieren* © mvg Verlag

Körper:

- [ ] Ich habe mehrfach pro Woche Ein- und Durchschlafstörungen.
- [ ] Mein altes Leiden (zum Beispiel Magen, Rücken, Haut, Unterleib, Bewegungsapparat) bereitet mir wieder starke Beschwerden.
- [ ] Ich esse zu viel.

Siehe besonders Kapitel 11, 12, 13, 14 und 15

Denken:

- [ ] Ich kann mich nicht mehr konzentrieren.
- [ ] Ich werde oft von Erinnerungen an das Schock-Ereignis heimgesucht, sogar im Traum.
- [ ] Ich grübele jetzt öfter über düstere Themen nach, zum Beispiel wie schlecht die Welt ist oder was ich falsch gemacht habe.

Siehe besonders Kapitel 16, 17, 18 und 23

Verhalten:

- [ ] Ich habe mich zurückgezogen und reagiere auch auf Kontaktversuche meiner Umgebung eher abweisend.
- [ ] Ich schiebe wichtige Dinge vor mir her, statt sie zu erledigen.
- [ ] Ich fange alles Mögliche an, verzettele mich dann aber und bringe nichts richtig zu Ende.

Siehe besonders Kapitel 19, 20, 21, 22 und 23

Kapitel 3

Bin ich krank?

Es ist nicht immer einfach, krankhafte seelische Störungen von natürlichen Stimmungsschwankungen abzugrenzen. Grundsätzlich kann man sagen: Psychische Unordnung, die uns über längere Zeit die Alltagsbewältigung stark erschwert, ist krankheitswertig. Aber wie wir von Erkältungen wissen, bringen Zeit und Hausmittel uns über viele Hürden, und so neigt man auch bei psychischen Problemen anfangs zum Abwarten. Für Schockfolgen von nicht zu erheblichem Schweregrad, die nach spätestens sechs Monaten abklingen, verwendet man in der Fachsprache die Diagnose »Anpassungsstörung«. Damit ist gemeint, dass die Betroffenen sich psychisch nicht reibungslos an eine veränderte (in der Regel natürlich verschlechterte) Situation anpassen konnten. Es gibt viele Menschen, die nach einem Schock nicht zum Arzt gehen, somit keine Diagnose erhalten, aber doch unter einer Anpassungsstörung leiden mit Symptomen wie im letzten Kapitel beschrieben. Und nicht immer heilt wirklich alles spontan ab. Vielmehr können sich Niederstimmung, Rückenschmerzen oder Rückzugstendenz ausweiten. Das will man nicht. Dies Buch hilft Ihnen, die Heilungsprozesse Ihres Gehirns in allen Bereichen kompetent zu unterstützen.

Manchmal ist das Psychotrauma so gravierend, dass die Patienten schwere Symptome entwickeln, die sich mit der Zeit nicht etwa bessern, sondern verschlimmern. Dann ist ärztliche Behandlung nötig, sonst kann die Störung chronifizieren, also auf Dauer bleiben, selbst wenn der zugrunde liegende Schock längst Geschichte ist. Hier ist unser Buch zwar auch ein nützlicher Begleiter, wird aber die Behandlung durch Fachleute aus Psychotherapie und Psychiatrie nicht ersetzen können.

Deshalb werden wir uns jetzt die drei hauptsächlichen Krankheitsbilder genauer anschauen, die als Folge von Schock-Erfahrungen zu befürchten sind, nämlich posttraumatische Belastungsstörung, Angststörungen und Depressionen. Alle diese Erkrankungen treten allerdings nicht unbedingt gleich nach dem Schock-Ereignis ein, sondern vielleicht erst Monate später. Das erschwert mitunter die Diagnose. Zudem können mehrere Störungen gleichzeitig vorliegen.

Posttraumatische Belastungsstörung (PTBS)

Das Krankheitsbild einer posttraumatischen (*post* heißt lateinisch: nach) Belastungsstörung wird diagnostiziert, wenn die Betroffenen außergewöhnlich bedrohlichen oder katastrophalen Ereignissen ausgesetzt waren und nun von permanenten Ängsten und intrusiven, also aufdringlichen Erinnerungen, insbesondere Flashbacks heimgesucht werden, die unkontrollierbar ins Bewusstsein hereinbrechen. Was für den Einzelnen ein katastrophales Ereignis ist, lässt sich dabei von der Außenwelt nicht immer nachvollziehen. Leidet ein Polizist nach einem brisanten Einsatz an schrecklichen Erinnerungsbildern, die einfach nicht verblassen wollen, sagt man ihm vielleicht:»Das gehört doch zu deinem Beruf dazu!«

Auch manche familiären Ereignisse lösen bei Fernerstehenden

oft wenig mehr als ein Schulterzucken aus, haben das Leben der Betroffenen aber schlagartig für immer verändert. Daher sollte man die Diagnose PTBS nicht so sehr danach stellen, ob »objektiv« eine außergewöhnliche Bedrohung bestanden hat, sondern sich am Ausmaß der PTBS-typischen Symptome orientieren: Die Patienten kämpfen mit Nachhall-Erinnerungen, Alpträumen, Niederstimmung, Schreckhaftigkeit und nicht zuletzt Gedächtnislücken sowohl in Bezug auf das traumatische Ereignis als auch manchmal im späteren Alltag. Meist können sie sich diese Gedächtnisausfälle selbst nicht erklären. Sie befinden sich unter ständiger Anspannung und meiden Situationen, die mit dem Schock in Verbindung stehen, da die Wiederbegegnung starke Stressreaktionen triggert. Dies schränkt die Lebensgestaltung erheblich ein.

Welche Art von Schock erzeugt nun genau diese Kombination von Symptomen, die wir in der Form bei anderen psychischen Störungen nicht sehen?

Posttraumatische Belastungsstörungen sind charakteristischerweise die Folge von Ereignissen, die »überfallsartig« eingetreten sind wie Gewalttaten, Unfälle oder Brände. Aber auch unerwartete Todesmeldungen von Angehörigen, plötzliche Kündigung oder eine Trennung »aus heiterem Himmel« können solch eine Reaktion auslösen.

Bei einer posttraumatischen Belastungsstörung ist es wichtig, sich vor einer medikamentösen Behandlung zum Abbau der nervlichen Anspannung nicht zu verschließen, wenn Ihnen ein Facharzt dazu rät. Zudem lässt sich mit psychotraumatologischen Techniken, von denen ich Ihnen im Weiteren viele nahebringen werde, die Triggerbarkeit gut bessern. Sollten Sie nachhaltig von PTBS-Symptomen gequält sein, wenden Sie sich bitte an eine auf Psychotraumatologie spezialisierte Therapiepraxis, in der man noch mehr für Sie tun kann. Insbesondere hat sich hier die EMDR-Methode bewährt, im Langtext: »*Eye movement desenzitization and reprocessing*«, von der Sie vielleicht schon gehört haben. Zu Deutsch: »Desensibilisierung und Reprogrammierung durch Augenbewegungen«. Kurz erklärt, werden hierbei die unerwünschten Stressreaktionen zunächst bewusst hervorgerufen und anschließend durch eine spezielle Stimulation, oft durch Augenbewegungen, innerhalb einiger Sitzungen aufgelöst. Diese nicht-medikamentöse Behandlung wird sehr häufig und mit Erfolg nicht nur bei dieser Störung angewendet.

Angststörungen

Im Gegensatz zur PTBS stehen Angststörungen nicht zwingend in Verbindung mit schockhaften Erfahrungen, sondern können sich auch sonst im ja nicht immer einfachen Leben einstellen – besonders wenn eine familiäre Veranlagung besteht. Allerdings ziehen Schock-Erfahrungen nicht selten Angststörungen auch bei vorher unbelasteten Menschen nach sich.

Angststörungen unterteilen sich in verschiedene Gruppen. Bei der Panikstörung erleiden die Patienten Panikattacken »wie aus dem Nichts« – in Wahrheit besteht freilich eine dauerhaft erhöhte Grundspannung. Bei den phobischen Störungen entwickeln die Patienten situative Ängste – vor Autobahnen, Höhen, Flügen, manchen Tieren, Ärzten, Aufzügen, überhaupt Menschenansammlungen (Märkte, Kaufhäuser, Kinos – das nennt man Agoraphobie) oder vor sozialen Kontakten, weil sie eine Blamage oder Ablehnung fürchten (Sozialphobie). Bei der generalisierten Angst ist man gedanklich nur noch damit beschäftigt, was alles Schlimmes passieren könnte – finanziell oder gesundheitlich. Bei der Hypochondrie ist man unkorrigierbar davon überzeugt, an einer schweren Krankheit zu leiden, obwohl dies nicht zutrifft. Die angstbestimmten Grundüberzeugungen führen typischerweise zu einem Vermeidungsverhalten. Angstpatienten ziehen sich zurück, verlassen irgendwann kaum noch das Haus, und oft lesen sie keine Zeitung mehr, denn da könnte etwas zu finden sein, was sie erschreckt.

Angststörungen sind die häufigsten psychischen Störungen, und man schätzt, dass jeder Vierte irgendwann im Leben einmal mit krankheitswertiger Angst zu tun bekommt. Manche Menschen entwickeln die ersten Symptome früh im Leben und fallen schon in der Schule durch Schüchternheit auf, bei anderen spielen belastende Lebenssituationen oder eben Schock-Erfahrungen eine Rolle.

Angstpatienten bedienen sich gern eines sogenannten Hilf-Ichs; eines Menschen, der angefleht wird, sie zu begleiten und zu unterstützen, denn dann trauen sie sich mehr zu. Für das Hilfs-Ich – in der Regel ein naher Angehöriger, nicht selten sogar ein Kind – wird das anstrengend, aber die Bezugspersonen möchten den armen Patienten nicht im Stich lassen. So verfestigt sich dessen Vermeidungsverhalten, Abhängigkeitsverhältnisse entstehen. Und schließlich neigen Angstpatienten, besonders bei generalisierter Angststörung und Hypochondrie, zu Kontrollen: Sie messen ständig Puls und Blutdruck oder telefonieren ihren Familienmitgliedern hinterher, ob sie noch leben; ebenfalls zu deren wachsendem Verdruss.

Patienten, die unter Angststörungen leiden, sprechen meist gut auf eine vom Psychiater verordnete Medikation an. Allerdings müssen sie sich erst einmal zur Einnahme durchringen, und das fällt ihnen aufgrund ihrer Ängste schwerer als anderen Patienten. Sie beobachten und erwarten mögliche unerwünschte Wirkungen eindringlicher und fürchten sie mehr. Daher wird man gerade bei angstgesteuerten Patienten mit der an sich sinnvollen Medikation oft erst beginnen können, nachdem der Patient seine Ängste zu hinterfragen und mildern gelernt hat, nämlich mit Hilfe von Psychotherapie. Häufig müssen gewisse, den Ängsten zugrunde liegenden inneren Konflikte verstanden und aufgelöst werden, um die innere Spannung zu senken. Zur Überwindung von Vermeidungsverhalten ist zudem regelrechtes Training nötig. Phobisch besetzte Situationen werden nach entsprechender therapeutischer Vorbereitung im echten Leben geübt. Sobald die Betroffenen sich an diese sogenannte Exposition herantrauen, machen sie rasche Fortschritte. Sie lernen dann, nicht mehr in jedem mulmigen Gefühl gleich die nahe Panik zu vermuten und durchschauen selbst ihre angstverstärkenden Denk- und Handlungsweisen. Auch dabei bietet dieses Buch gezielte Unterstützung.

Angststörungen treten besonders nach Ereignissen ein, die zwar hoch belastend und oft lebensverändernd sind, aber doch nicht mit ungebremster Wucht über die Betroffenen hereingebrochen sind, sondern sich durch gewisse Vorboten angekündigt haben. Der Patient war demnach nicht ganz unvorbereitet, die Seele hatte sich für den Schlag schon ein wenig gewappnet, stürzte deshalb nicht einfach ab, produzierte aber immer mehr Angst. Beispiele für diese Kategorie wären Schocks durch Krankheitsdiagnosen wie Herz- und Tumorleiden, berufliche Niederlagen wie Insolvenz oder eine juristische Klage.

Depression

Eine Depression entspricht der völligen Erschöpfung des psychischen Apparats; das biochemische Pulver ist gründlich verschossen. Dies kann die Folge chronischer nervlicher Überspannung aufgrund äußerer, aber auch innerer Belastungen sein: Angststörungen und posttraumatische Belastungsstörung münden unbehandelt nicht selten in eine Depression. Irgendwann reicht es nicht einmal mehr zum Weinen, die Seele ist wie ausgeblutet. Die Patienten sind niedergestimmt, teils verzweifelt, teils gereizt.

Das zweite Kardinalsymptom der Depression ist die Antriebsstörung, oft in Form eines Morgentiefs – in der ersten Tageshälfte geht fast nichts. Keine Ideen, keine Tatkraft, alles bleischwer, so empfinden das die Betroffenen. Der Grund dafür: Der Transmitterstoffwechsel kommt nicht auf Touren. In schweren Fällen verlassen die Patienten das Bett nicht mehr. Ein besonderes Alarmsignal sind Suizidgedanken und suizidale Äußerungen. Suchen Sie dann unbedingt ärztliche Hilfe!

Wenn ein Patient sich nicht aus eigener Kraft aufraffen kann oder gelähmt ist vor Angst, sollten Angehörige ihn zum Arzt begleiten. Es ist wichtig, dass Sie als Verwandte keine Scheu davor haben, selbst aktiv zu werden, auch wenn man sich nicht vorstellen kann oder will, dass der Betroffene zum Äußersten schreitet. Manchmal ist eine stationäre Behandlung angebracht, besonders wenn es sich nicht um die erste depressive Phase handelt.

Einige Menschen haben eine konstitutionell bedingte Anfälligkeit für Depressionen; auch sie sind natürlich nicht vor Schock-Erfahrungen gefeit und rutschen dann vielleicht besonders rasch ab. Hier begünstigt der schützende Rahmen einer Klinik die baldige Besserung.

Das sollten sich Angehörige klarmachen: Nicht immer sind sie die beste Hilfe. Suchen Sie Fachleute auf, sonst kann eine depressive Krankheit die ganze Familie in Mitleidenschaft ziehen! Nehmen Sie für sich und den Patienten rechtzeitig Unterstützung in Anspruch.

Vor allem bei Depressionen ist neben Psychotherapie eine Medikation angezeigt, die regulierend in die Hirnchemie eingreift, denn dort ist meist etwas im Botenstoff-Haushalt entgleist. Scheuen Sie als Angehörige nicht davor zurück, im Zweifelsfall eine Medikamentengabe zu befürworten. Wir wissen ja, dass ängstliche oder depressive Patienten sich eng an den Rat ihrer Bezugspersonen binden. Da ist es entscheidend, dass diese den Anordnungen der Ärzte aufgeschlossen gegenüberstehen und das auch dem Kranken gegenüber vertreten.

Antidepressiva helfen heute oft rasch und ohne großen Aufwand – und retten im Ernstfall Leben, besonders in Kombination mit Psychotherapie. Deshalb das eine tun und das andere nicht lassen. Um Ihnen die TherapeutInnen-Suche zu erleichtern, habe ich im Anhang die Kontaktdaten der Deutschsprachigen Gesellschaft für Psychotraumatherapie und der Fachgesellschaft für EMDR namens EMDRIA aufgeführt.

Arbeitsblatt 3

Checkliste alarmierende Krankheitssymptome

Name und Datum:_____

Lesen Sie die folgenden Aussagen durch. Sobald nur eine davon zutrifft, sollten Sie sich fachliche Hilfe holen. Die erste Ansprechpartnerin wäre die Hausärztin. Sie können auch gleich zum Psychiater oder zur Therapeutin gehen, besonders wenn Sie hier bereits jemanden kennen.

Beachten Sie bitte, dass die Möglichkeiten zu Fern- und Selbstdiagnosen mit Hilfe eines solchen Bogens begrenzt sind, der ja nur erste Orientierung bieten kann. Suchen Sie bei schlechtem Befinden zeitnah die Behandler Ihres Vertrauens auf, selbst wenn Sie sich bei den untengenannten Symptomen nicht wiederfinden. Auch wenn Ihre Familie Ihnen einen Arztbesuch nahelegt, sollten Sie dies als Ausdruck von Sorge um Ihr Wohlergehen betrachten und einen Termin vereinbaren. Die Angehörigen, die ja noch ihren klaren Kopf haben, erkennen kritische Symptome manchmal schneller als man selbst.

Erschrecken Sie nicht, falls Sie sogar mehrere Kreuze und in verschiedenen Gruppen machen müssen. Bei Krankheiten zieht leider eins gern das andere nach sich. Aber sobald die Diagnose steht, haben wir heute vorzügliche Behandlungsmöglichkeiten.

Barbara Günther-Haug: *Den Boden unter den Füßen verlieren* © mvg Verlag

Posttraumatische Belastungsstörung:

- [ ] Ständig suchen mich Erinnerungen an mein Schock-Erlebnis heim, ich stehe dauernd unter Strom.
- [ ] Ich bin fortwährend damit beschäftigt, die Erinnerungen an mein Schock-Erlebnis aus dem Bewusstsein zu drängen.
- [ ] Ich vermeide alles, was mich irgendwie an das Erlebnis erinnern könnte, und unterlasse deshalb Dinge, die mir eigentlich wichtig wären (beruflich, familiär, gesundheitlich).

Angststörung:

- [ ] Ich bekomme plötzliche Anfälle von Schwindel, Übelkeit oder Panik, so dass ich das Haus am liebsten gar nicht mehr verlasse.
- [ ] Ohne Begleitung kann ich nicht mehr einkaufen oder Auto oder Bahn fahren. Oder sogar mit Begleitung nicht.
- [ ] Ich will nicht mehr zur Arbeit, weil ich fürchte, dass ich dort aggressiv angegangen werde oder meinen Aufgaben nicht gewachsen bin.
- [ ] Ich denke viel darüber nach, was mir oder meinen Lieben alles Unangenehmes zustoßen könnte.

Depression:

- [ ] Ich habe schlechte Nächte, dennoch bereitet mir das Aufstehen Mühe, und ich komme den halben Tag nicht auf Touren. Stattdessen plagt mich innere Unruhe.
- [ ] Ich kann nicht mehr richtig lesen, bleibe ständig hängen. Auch Kochen geht schlecht.

Barbara Günther-Haug: *Den Boden unter den Füßen verlieren* © mvg Verlag

- [ ] Ich habe unabsichtlich mehrere Kilo Gewicht verloren, wahrscheinlich wegen meiner ständigen Anspannung.
- [ ] Ich fühle mich als Versager, denke ständig daran, wie ich abgebaut und was ich alles falsch gemacht habe.
- [ ] Ich interessiere mich für nichts mehr, kann mich zu nichts entschließen.
- [ ] Ich habe schon einmal überlegt, ob ich mein Leben nicht beenden sollte.

Alle drei Störungen können mit Suchtverhalten einhergehen:

- [ ] Ich trinke täglich mindestens eine Flasche Wein oder entsprechende alkoholische Getränke.
- [ ] Ich konsumiere regelmäßig Cannabis oder andere Psychodrogen.
- [ ] Ich sitze nur noch am Computer und surfe, zocke oder kaufe Zeug.

Haben Sie ein Kreuzchen gemacht? Dann greifen Sie am besten zum Telefonhörer und machen Sie einen Termin bei der Hausärztin. Oder bitten Sie einen Freund oder Verwandten, für Sie den Termin zu vereinbaren. Wenn Sie mögen, bringen Sie diesen Bogen in die Sprechstunde mit. Dann wissen Ihre Behandler, wo Sie ansetzen können. Und ich versichere: Ihnen kann geholfen werden und schon bald dürfen auch Sie sich wieder normal fühlen!

Barbara Günther-Haug: *Den Boden unter den Füßen verlieren* © mvg Verlag

Kapitel 4

Wann bin ich wieder normal?

Mentale Funktionsstörungen überschatten das Dasein, verderben den Tag und die Nacht. Gerade Menschen mit psychischen Problemen, denen es an positiven Emotionen wie Hoffnung und Zuversicht fehlt, können sich oft gar nicht vorstellen, dass es demnächst wieder aufwärtsgeht. Deshalb möchte ich Ihnen hier eine realistische Vorstellung davon vermitteln, wie bald man eine Besserung der Schocksymptome erwarten darf. Die Geschwindigkeit des Genesungsprozesses hängt von zweierlei ab:

1. dem Ausmaß des traumatischen Schadens in der Seele und
2. der persönlichen Ressourcenlage, also den inneren und äußeren Gegebenheiten, die unsere seelische Widerstandskraft, die Resilienz, vergrößern.

Schauen wir uns beide Aspekte genauer an.

Das Ausmaß des Schadens

Nicht jedes Schock-Ereignis muss schwere Auswirkungen haben. Menschen reagieren ja sehr unterschiedlich auf traumatische Erfahrungen. Wir sollten aber nicht bagatellisieren, wenn wir uns – oder uns nahestehende Menschen sich – nachhaltig beeinträchtigt fühlen. Jede bleibende gesundheitliche Störung sollte ernst genommen werden, auch wenn sie so schwer einschätzbare Systeme wie unsere Stimmung betrifft.

Beruht der Schock auf einer Verlusterfahrung, wäre eine zentrale Frage, ob sich der Verlust ausgleichen lässt. Wer seine Gesundheit bei einem Unfall verliert, aber Aussichten auf vollständige Wiederherstellung hat, wird meist weniger erschrecken als jemand, der ein Bein amputiert bekommt. Demnach könnte man unterscheiden zwischen mehr oder weniger schlimmen Unglücken, und manchmal ist in der Fachsprache vom »Groß-T-« und »Klein-t-Trauma« die Rede. Aber Achtung: Wie sehr ein Schock in den Transmitterhaushalt schlägt, hängt auch von Faktoren ab wie der Einwirkungsdauer und der Frage, ob es nur ein einzelnes Ereignis war? Oder: Wie alt ist der Betreffende, welche guten, also stärkenden, oder schlechten Vorerfahrungen gibt es? Und: Wie ist der allgemeine Gesundheitszustand, wie der seelische?

Vor allem vorbestehende Beeinträchtigungen machen anfälliger für Schockfolgen. Wie groß der im psychischen Apparat angerichtete Schaden ist, lässt sich bisher weder radiologisch noch laborchemisch, sondern nur anhand der Symptomatik beurteilen. Prinzipiell gilt: Je mehr Symptome, umso stärker haben die neurobiologischen Abläufe gelitten. In Kapitel 2 und 3 haben wir krankheitswertige Trauma-Folgestörungen von Problemen abgegrenzt, die zwar ebenfalls belastend sind, aber doch nicht unbedingt der ärztlichen Behandlung bedürfen, wenn man sich kompetent um sich selbst kümmert.

Die persönliche Ressourcenlage

Hier geht es um die wichtige Gabe der Resilienz. Wie viel Widerstandskraft hat der Einzelne? Wir können uns nicht einfach mit einer Vitamin-C-Tablette oder ein wenig Ausdauertraining eine kraftvolle Grundabwehr zulegen. Doch viele resilienzfördernde Ressourcen lassen sich durch Training und Achtsamkeit ausbauen. Welche sind damit gemeint?

Ich unterscheide zwei Untergruppen: die inneren und die äußeren Ressourcen. Zu den inneren Ressourcen zählen Gesamtgesundheit und seelische Grundstabilität. Wie nervös, ängstlich oder depressiv wir auf Stress reagieren, das ist nicht zuletzt eine »Typfrage«, also durch Erbanlagen mitbedingt. Die Erziehung tut ein Übriges. Wer gelernt hat, zupackend an Probleme heranzugehen, wird die nötigen Aktivitätstransmitter gut »trainiert« und in reicherem Umfang zur Verfügung haben als jemand, der schon im Elternhaus ständig zur Vorsicht ermahnt wurde. Natürlich kann man solche alten Hürden überwinden, das erfordert allerdings nicht zuletzt die eigene Entschlusskraft. Innere Ressourcen sind somit auch Übe-Motivation, Geduld, Ausdauer, Kontaktfreude, ermutigende Vorerfahrungen, Intelligenz, Humor und Selbstvertrauen. Und Religiosität, aber nicht im Sinn von Unterwerfung und Straf-Erwartung, sondern als Glaube an einen tieferen Sinn und das Walten gütiger Mächte.

Äußere Ressourcen wären finanzielle Mittel, weil sie Sicherheit und Gestaltungsspielraum geben. Weiterhin möchte ich nennen: den Zugang zu medizinischen Behandlungsmöglichkeiten oder sozialen Hilfsangeboten von Arbeitsamt bis Selbsthilfegruppe (hierzu mehr in Kapitel 16). Zur Resilienz gehört zudem, diese Angebote nicht nur zu kennen, sondern im Bedarfsfall auch in

Eigeninitiative darauf zurückzugreifen. Dazu möchte ich Sie gerne ermutigen.

Apropos ermutigen: Wichtig und unentbehrlich sind gute Freunde und nahestehende Menschen. Über solche wertvollen Beziehungen zu verfügen, sie zu pflegen und so im Notfall die entsprechenden Ansprechpartner zu haben, das ist häufig ganz entscheidend für unser psychisches Wohlergehen.

Ein paar zeitliche Eckpunkte

Es ist diese Fähigkeit unserer Seele, trotz belastender Erlebnisse gesund zu bleiben – oder sich jedenfalls rasch zu erholen –, die man als Resilienz bezeichnet. Auch bei guter psychischer Abwehrkraft wird uns ein Schicksalsschlag zunächst erschüttern, sonst wäre es ja kein Schlag. In der folgenden Zeit sollten sich Störsymptome aber allmählich zurückbilden.

Einen Monat nach dem Schock wären bei gutem Verlauf die ersten (und sei es winzigen) Zeichen einer Besserung zu erwarten, zum Beispiel bei Schlaf, Appetit oder Stimmung. Vor allem sollte sich der Zustand nicht verschlimmern. Prinzipiell gilt: Je zahlreicher und stärker die Symptome, umso länger benötigt unser Kopf zur Reorganisation, also Heilung. Das ist bei allen anderen Krankheiten ebenso. Eine große Wunde heilt auch bei optimalem Verlauf langsamer als eine kleine. Bei Trauerfällen spricht man nicht umsonst von einem Trauerjahr, und das reicht oft nicht aus. Schon ein Arbeitsplatzverlust kann uns so treffen, dass man es nach einem Jahr noch »in den Knochen« spürt. Aber wenn man auf dem richtigen Weg ist, kommt man zumindest irgendwann ans bestmögliche Ziel. Ja, auch das gehört zur Resilienz: die Erkenntnis verarbeiten zu können, dass es vielleicht nie mehr so wird wie vorher.

Falls Sie in fachlicher Behandlung sind, wird man Ihnen häufig eine Kombination von Medikation und Psychotherapie empfehlen. Medikamente sollten spätestens nach drei Wochen positive Effekte zeigen. Nicht selten tun sie das schon nach drei Tagen. In der Psychotherapie wäre mindestens eine Kurzzeittherapie erforderlich, das sind 12 bis 25 Sitzungen zu fünfzig Minuten im Wochenabstand. Mehr hilft meist mehr. Günstig ist ein früher Behandlungsbeginn nach dem Schock-Ereignis.

Realistische Erwartungen an den Heilungsverlauf beugen Enttäuschungen vor, die wir ja für das traumatisierte Gehirn nicht brauchen können. Frust-Transmitter sind genug vorhanden, wir wollen Erfolgserlebnisse. Deshalb sollten wir uns vor Augen halten, dass jede Genesung ein Naturgeschehen und daher mit Schwankungen behaftet ist. Wenn der Frühling kommt, wird es auch nicht jede Woche ein Grad wärmer; im Gegenteil, gern wirft der Winter noch eine Schneeladung dazwischen. Wir können unsere Wiederherstellung fördern, aber nicht beliebig beschleunigen; nicht mit noch so viel Üben. Hauptsache, die grobe Richtung stimmt.

Heilung heißt Zellregeneration. Wie wir vom aufgeschlagenen Knie wissen, erscheint die neue Haut nicht über Nacht. Nützlich beim lästigen Warten sind deshalb das Wissen um die Dauer von Wachstumsprozessen – und Hilfen zur Überbrückung der Zeit.

Arbeitsblatt 4

Genesungsblumen

Name und Datum:_____

Das Zellwachstum von Tieren und Pflanzen verläuft ähnlich. So, wie sich eine Blume langsam aus der Erde hebt, erholt sich auch die Seele. Wir möchten ein Gefühl für den »magischen Monat« bekommen, den es braucht, bis sich gesundheitlich spürbare Fortschritte zeigen. Deshalb schlage ich vor, dass Sie eine Blumenzwiebel in einen Topf und an ein helles Plätzchen setzen. Jetzt braucht es für Topf und Seele nur noch ein wenig Zuwendung, und Sie werden Zeuge, wie die wunderbaren Kräfte der Natur Neues hervorbringen.

Pflanzvorschläge:

Im Frühjahr / Sommer erfreuen Sie sich an Tulpen, Narzissen oder Hyazinthen und im Herbst / Winter an Lilien oder Amaryllis. Entsprechenden Vorlauf planen Sie ein, wenn Sie die Zwiebeln pflanzen. Oder Sie schneiden sich Barbarazweige, was man traditionell am vierten Dezember, dem Barbaratag tut, damit sie bis Weihnachten blühen. Stellen Sie einfach ein paar frischgeschnittene Obstbaum- oder Blütenstrauchzweige ins Wasser und warten Sie ab.

Und wenn nun Ihre Blume blüht, was ja allein schon Freude macht, setzen Sie sich einen Moment hin und notieren Sie, was sich bei Ihnen in der Zwischenzeit gebessert hat: Schlaf, Appetit, Sexualfunktion, Konzentration, Stimmung, Kontaktverhalten, Finanzen oder die Wohnsituation? Haben Sie Aufgaben erledigt, und wenn ja, welche? Haben andere Menschen Ihnen weitergeholfen, und wenn ja, wobei? Sie müssen am jetzigen Tag noch keineswegs wieder vollständig auf der Höhe sein. So ein Transmitter-Haushalt ist eine komplizierte Wirtschaft und braucht seine Zeit. Wichtig ist nur, dass man die Zeichen der Genesung erkennt und würdigt, statt womöglich auf den ersten grünen Spitzen achtlos herumzutrampeln. Jeder Fortschritt macht Hoffnung. Hoffnung ist Balsam für die wunde Seele. Notieren Sie deshalb auch ganz kleine Errungenschaften.

Meine Fortschritte in der Zeit, die die Blume zum Blühen brauchte:

_____

_____

_____

_____

Sie können ergänzend andere Leute fragen, welche erfreulichen Entwicklungen man an Ihnen wahrgenommen hat. Manchmal ist man selbst ja etwas betriebsblind. Also, was sagen die andern?

_____

_____

_____

_____

Barbara Günther-Haug: *Den Boden unter den Füßen verlieren* © mvg Verlag

Arbeitsblatt 5

Genesungskalender

Name und Datum: _____

Auch ein Genesungskalender hilft uns, die erste schwere Zeit mit Zuversicht herumzubringen. Bei der einfachsten Version zählen Sie auf Ihrem Wandkalender von heute an dreißig Tage ab, nämlich den »magischen Monat«, nach dem man die ersten zwar kleinen, aber doch spürbaren Fortschritte erwarten darf. Kreuzen Sie das Zieldatum bunt an. Und jetzt setzen Sie jeden Abend einen dicken Haken an den glücklich überstandenen Tag und schauen, wie die Zeit und mit ihr die Heilung voranschreitet. Oder Sie stellen zwei Schüsseln hin, am besten in verschiedenen Farben, und tun in die eine dreißig Murmeln oder Wäscheklammern oder Stifte. Legen Sie jeden Tag eine Murmel von der linken in die rechte Schüssel. Oder Sie basteln: Schneiden Sie ein DIN A4-Blatt längs in drei Streifen und kleben Sie sie zu einem langen Streifen aneinander. Tragen Sie von oben nach unten die Zahlen von 1 bis 30 ein, vielleicht noch mit Aufklebern verziert, wir wollen uns ja aufmuntern. Jetzt bitte täglich eine Zahl abschneiden. So sehen Sie, wie die Zeit schrumpft, die Ihnen noch zur Vollendung des magischen Monats fehlt – und dass es vorangeht.

Wieder ist wichtig, dass Sie nach Ablauf des Monats Ihre Fortschritte aufmerksam wahrnehmen. Lesen Sie dazu bitte nochmals den letzten Abschnitt von Arbeitsblatt 4 und schreiben Sie dann auf, was sich an Ihrem Befinden gebessert hat. Nutzen Sie Genesungsblume und -kalender ruhig parallel. Sie werden vermutlich nicht beide am selben Tag beenden, und dann haben Sie zweimal Gelegenheit zum Nachdenken – und sich zu freuen.

Meine Fortschritte in den letzten dreißig Tagen:

_____

_____

_____

_____

_____

Und was sagen die andern?

_____

_____

_____

_____

_____

Kapitel 5

Wie ein Schock die Wahrnehmung trübt

Ein Schock wird unser Sehen und Hören, aber auch den Tast-, Geruchs- und Haltungssinn beeinträchtigen, und zwar weit über den ersten Schrecken hinaus. Dabei sind nicht der optische oder akustische Nerv das Problem, sondern die zentralen Schaltstellen des Gehirns, die aus der Fülle der empfangenen Reize ein stimmiges Bild in unserem Bewusstsein erzeugen sollen. Wir erinnern uns: Ein Erlebnis ist erst dann im medizinischen Sinne »traumatisch«, wenn es zu gravierenden Funktionsstörungen des Gehirns führt. Sonst wäre es zwar ein Schreck, aber kein Trauma, denn es ist nichts kaputtgegangen. Ebenso, wie geschickte Artisten aus dem zweiten Stock springen können, ohne sich einen Knochen zu brechen, gibt es Gehirne, zum Beispiel von erfahrenen Notfallhelfern, die selbst im größten Aufruhr leidlich sortiert bleiben. Auch hier macht Übung den Meister. Seien Sie versichert: Ganz aus dem Stehgreif gelingt das niemandem. Den meisten Menschen schwinden in einer schockierenden Situation die Sinne zumindest teilweise, so dass sie taumeln und abschalten.

Biochemisch betrachtet, muss man im akuten Schock zunächst die alles überflutende Transmitter-Woge eindämmen. Hier hilft Zuspruch, und auch das berühmte Glas Kognak ist als erstes Mittel nicht ganz verkehrt. Alkohol drosselt die Aktivität der aufgepeitschten Nervenzellen und bringt eine gewisse Normalisierung. Die Beruhigungsspritze des Arztes hat dieselbe Wirkung. Ist aber keine Hilfe zur Hand und das Gehirn sich selbst überlassen, beginnen Systeme zu kollabieren. Vielen Leuten wird schwarz vor Augen, Puls und Blutdruck sacken ab, man fällt vielleicht einfach um. Wo immer möglich, wird man deshalb versuchen, Menschen auf Hiobsbotschaften schonend vorzubereiten. Ärzte, die einen schlechten Befund mitbringen, achten hoffentlich darauf, dass ihre Patienten sich erst einmal setzen. Personalchefs tun das übrigens auch, bevor sie eine Kündigung aussprechen; sie möchten den geschockten Mitarbeiter nicht vom Teppich auflesen. Dann heißt es in gedämpftem Ton: »Ich habe leider keine so gute Nachricht ...«

Wer das zu hören bekommt, fühlt den ersten, noch leichteren Stoß. Der Organismus ist jetzt »alarmiert«, doch nicht so sehr, dass der Kreislauf versagt. Puls und Blutdruck steigen vielmehr an und halten daher besser stand, wenn als Nächstes der Knaller kommt. Wobei in manchen Fällen ein Schock auch als Waffe eingesetzt wird – Verhaftungen zum Beispiel sollen unerwartet erfolgen, im Zustand der Verwirrung kann sich der Gegner schlechter wehren. Auf den höheren Rängen des Berufslebens wird die Taktik als Kampfansage genutzt. Dann tritt das betriebliche Überfallkommando in Form der Security auf den Plan, von eben auf gleich sind Handy, Laptop, Schreibtisch konfisziert und zack, gibt es die fristlose Kündigung. Ein solches Manöver ist dermaßen verstörend, dass die Betroffenen manchmal blind werden für ihre arbeitsrechtlichen Anwartschaften und schon heißen Dank empfinden, wenn sich die Firma immerhin zur ordentlichen Kündigung herablässt. Und der beauftragte Anwalt ringt die Hände, weil sich sein eingeschüchterter Klient zu früh zufriedengibt.

Manche Leute können so wenig mit Überraschungen umgehen, dass sie nicht einmal gern Geschenke auswickeln. Sie stapeln ihre Geburtstagspäckchen lieber auf dem Büffet, zum Unmut der Gäste, die auf freudige Reaktionen gehofft hatten. Hier wäre Training geboten: Den Geschenk-Schock werden wir verkraften lernen. Wirklich grauenhafte Anblicke wollen wir dagegen, wann immer möglich, vermeiden oder nur dosiert ins Hirn lassen, nachdem wir uns darauf gefasst gemacht haben. Das gilt besonders für Kinder, die schnell die Augen schließen sollen, wo es Schreckliches zu sehen gibt, denn sie können ja ohnedies nicht helfen. Und ein junges Gehirn nimmt noch leichter Schaden als das der Großen.

Wenn wir vom Schock getroffen wurden, kann es sein, dass sich gerade die Wahrnehmung nicht so rasch erholt. Man liegt zwar nicht mehr ohnmächtig am Boden, glaubt vielleicht sogar, ganz normal zu funktionieren, doch im Stillen schleicht sich eine Störung ein, die uns das Leben unnötig schwer macht.

Das wunderliche Phänomen der Dissoziation

Der Fachausdruck Dissoziation (zu Deutsch so viel wie »Abspaltung«) bedeutet, dass Signale aus der Umwelt oder dem eigenen Körper nicht mehr verlässlich wahrgenommen werden. Das Auge sieht, unser Bewusstsein jedoch ist »abgespalten«, der Reiz kommt dort nicht an.

Die Dissoziation kennt jeder in Form der sogenannten Geistesabwesenheit: »Habe ich mir jetzt schon die Zähne geputzt oder nicht?« Der zerstreute Professor gehört in diese Kategorie, oder das Kind, das, versenkt in sein Spiel, den Ruf der Mutter nicht hört. Solange nichts Bedeutendes versäumt wird, ist Dissoziation nicht störend, ja, oft ist sie der intensiven Denkarbeit sogar dienlich. Erst wenn wichtige Inhalte auf der Strecke bleiben, wird es kritisch.

Manche Menschen kennen ausgeprägte dissoziative Symptome von jung auf. Nicht selten sind dafür frühe traumatische Erfahrungen verantwortlich, die die Hirnreifung gestört und zu strukturellen Schäden geführt haben, durch die der Informationsfluss im Gehirn beeinträchtigt bleibt.

Als Schockfolge kann Dissoziation aber auch bei Menschen eintreten, die bisher psychisch unauffällig waren. Sie hören nicht mehr richtig zu, merken kaum, ob sie Hunger haben oder aufs Klo müssen, vergessen, was sie getan haben, gehen nicht an Tür oder Telefon (»Ach, hat es geläutet?«), starren Löcher in die Luft.

»Da ist wohl jemand überfordert«, sagt die Umgebung vielleicht – und versucht bestimmt, erste Anschiebhilfe zu leisten. Manche Betroffene kommen so tatsächlich wieder auf Trab, und je öfter sie sich konzentriert in eine Aufgabe vertiefen, umso besser wird das geistige Funktionsniveau. Wenn die Erholung aber ausbleibt, kann es einerseits daran liegen, dass die neue Lebenssituation noch jeden Tag Anlass zu Traurigkeit, Wut und Entsetzen gibt und so der Transmitterhaushalt aufs Äußerste strapaziert bleibt. Andererseits muss Dissoziation nicht immer nur auf einen Defekt verweisen. Manchmal ist sie durchaus zu etwas nutze. Fachlich sagt man dann, dass das Symptom auch eine Ressource bietet. Wer nichts sieht, der sieht die Misere nicht. Wer nichts spürt, nimmt am Ende Schmerz kaum noch wahr. Dissoziation scheint dann zuweilen wie das kleinere Übel, sie bietet Schutz vor der drohenden Verzweiflung.

Nun ist es eher nicht so, dass Menschen dasitzen und sich sagen: »Jetzt schalte ich mal ab, denn was ich hier sehe, tut mir zu weh.«

Nein, das Gehirn macht das unbewusst, ob die Betroffenen wollen oder nicht. Man kann es mit dem Stromkreis im Haushalt vergleichen: Wenn die Spannung zu hoch ist, fliegt die Sicherung raus. Dies soll vor Kabelbrand und Schlimmerem bewahren. Entlastet man die Leitung, indem man zum Beispiel den Energiefresser

Waschmaschine abschaltet, dann ist das Problem meist behoben. Manchmal hat das Kabel allerdings schon leise geschmort, dann muss der Elektriker kommen und ein neues verlegen. Genauso ist das mit unserem Gehirn: Entweder es schaltet ab, um Überlastung zu vermeiden, oder das Trauma hat bereits Schäden in den Leitungsbahnen angerichtet. Dann ist es an uns, für deren Ausheilung gezielt zu sorgen. Und keine Angst: Mit etwas Geduld schwinden die meisten Symptome – mit der Zeit.

Nimmt die Dissoziation hingegen zu, ist das ein Warnzeichen. Das Problem dabei: Ohne äußere Hilfe merkt man selber kaum, was da nicht funktioniert. Während die Angehörigen bereits die Geduld verlieren, nehmen die Betroffenen ihre Wahrnehmungsstörungen – verflixtes Symptom – manchmal lange überhaupt nicht wahr. Zum Vergleich: Ehe man eine Brille bekommt, weiß man nicht, dass man schlecht sieht, sondern hält die eigene Sehkraft für normal. Erst wenn der Optiker die korrigierenden Linsen vorhält, erkennt man den Unterschied.

Dissoziative Wahrnehmungsstörungen lassen sich freilich weder mit Brille noch Hörgerät beheben. Konsultationen bei Ohren- und Augenarzt führen nicht weiter, zumal selbst extrem schusselige Typen in Hör- und Sehtests normale Ergebnisse erzielen; einfach, weil sie sich in der Untersuchungssituation anstrengen und dank Adrenalinausschüttung wacher sind als sonst.

»Puh, wusst ich's doch, an mir liegt's nicht«, schimpft der Patient nach vollbrachter Tat, verfällt nach so viel Plackerei allerdings zuweilen erst recht ins geistige Nirwana.

Leider ist es dort nicht wirklich sicher. Wenn wir auch die Geschosse des Lebens nicht mehr sehen, können sie uns doch noch treffen; manchmal erreichen sie uns sogar erst recht, wenn wir nicht damit rechnen. Denn was man nicht zur Kenntnis nimmt, kann man nicht angemessen kontern oder parieren. Wir meinen hier nicht das geruhsame Träumchen, das man sich in einer ruhigen Stunde zusammenspinnt; es geht um eine geistige Abwesenheit, wo man eigentlich voll bei der Sache sein müsste. Dissoziation wird »störungswertig«, wie der Facharzt das nennt, wenn so viel Wahrnehmung verloren geht, dass die Realitätsbewältigung darunter leidet.

Die Realität ist ein Hund: Wer vor ihr wegläuft, den wird sie jagen

Die Realität will, dass man sich um sie kümmert. Dann – um im Bild zu bleiben – folgt sie auch und bringt Stöckchen (gelegentlich). Die Wirklichkeit lässt sich nicht nachhaltig ausblenden oder nur zum Preis wachsender Selbsttäuschung. Die Forderungen des Alltags klopfen unerbittlich an; werden sie ignoriert, gerät man in Rückstand. Traumverlorene Stunden können in Maßen erholsam sein, doch soll sich unsere Wahrnehmung nicht unkontrolliert an- oder abschalten, wie dies bei zunehmender Dissoziation der Fall ist. Sonst entstehen allmählich Gedächtnislücken oder ein sogenannter »Zeitverlust«.

Irgendwann werden die Betroffenen meist auch selbst stutzig. Sie können sich auf kein Wort eines Gesprächs besinnen, obwohl sie wissen, dass es wichtig war. Gespenstisch ist das: Wird man vielleicht dement? Nein, es liegt nicht am Gedächtnis, sondern an der Wahrnehmung.

Zum Glück handelt es sich nicht um einen unumkehrbaren Prozess wie bei der Alzheimer-Krankheit. Vielmehr lässt sich eine dissoziative Problematik mit den richtigen Techniken leicht bessern. Doch man muss sich um die Störung kümmern, sonst weitet sie sich aus und produziert vielleicht die seltsamsten Symptome. Das

Licht erscheint plötzlich dunkler oder greller, Geräusche und Gerüche fühlen sich unangenehm abgeschwächt oder verstärkt an, sogar die Körperwahrnehmung wandelt sich. Die Betroffenen werden schreckhaft, zucken bei Türenknallen heftiger zusammen als Leute, die wahrgenommen haben, wie der Wind die Tür bewegt.

Dissoziation ist ein vertracktes Geschehen, eben weil sie sich unbemerkt breitmacht. Die Betroffenen haben zwar gewisse Schwierigkeiten, finden aber nicht die richtige Erklärung und können daher auch keine Abwehrmaßnahmen treffen. Das beunruhigt jeden, und ein erregtes Gehirn dissoziiert umso mehr – ein Teufelskreis. Des Phänomens erwehren kann man sich erst, wenn man begriffen hat, was da los ist. Deshalb checken wir mit Hilfe des nächsten Arbeitsblatts, ob Dissoziation bei Ihnen ein Thema ist oder nicht.

Checkliste Wahrnehmungsstörungen

Name und Datum:_____

Lesen Sie die folgenden Aussagen und kreuzen Sie die an, die **AKTUELL DEUTLICH** auf Sie zutreffen:

☐ Leute beschweren sich, dass ich sie übersehen hätte.

☐ Nach einem wichtigen Gespräch mit meinem Chef / Arzt / Anwalt konnte ich mich nachher kaum an den Inhalt erinnern.

☐ Die Leute schnicken mit den Fingern oder rufen Hallo, um meine Aufmerksamkeit zu wecken.

☐ Manchmal fühlt sich mein Zuhause oder sogar mein eigener Körper plötzlich fremd und unvertraut an.

☐ Ich verlege häufig Kleinteile wie Schlüssel, Lesebrille, Küchenmesser oder finde im Kühlschrank die Butter nicht.

☐ Ich werde mit meiner Arbeit nicht fertig, obwohl ich fortwährend damit zugange bin.

☐ Mir passieren vermehrt Missgeschicke wie ein Schnitt in den Finger, oder dass ich Sachen runterschubse.

☐ Man wirft mir vor, dass ich Abmachungen nicht einhalte, dabei war meiner Meinung nach gar nichts vereinbart.

☐ Nach dem Mittagsschlaf bin ich wie weggetreten und für den Rest des Tages zu nichts zu gebrauchen.

☐ Ich wundere mich, dass eine Autofahrt schon vorbei ist, oder dass mein Glas oder Essteller schon leer ist.

☐ Ich erschrecke über alltägliche Geräusche wie das Gurgeln der Kaffeemaschine oder Motorenlärm.

☐ Mir unterlaufen vermehrt Flüchtigkeitsfehler, und es gab deshalb schon Krach im Job.

All diese Aussagen deuten auf Wahrnehmungsstörungen hin – die Wahrnehmung ist verzerrt oder im Vergleich zur Norm reduziert.

Auswertung:

0 - 1 Kreuz: Ihre Wahrnehmung ist in Ordnung.

2 - 4 Kreuze: Ihre Wahrnehmung spielt Ihnen derzeit manchmal Streiche, so dass Abläufe nicht wie gewohnt funktionieren.

5 und mehr Kreuze: Sie haben deutliche Wahrnehmungsstörungen und sich bei verschiedenen Pannen vielleicht selbst schon gefragt, was mit Ihnen los ist.

Wenn Sie es mit Dissoziation zu tun haben, finden Sie im nächsten Kapitel viele Techniken, um Ihre Wahrnehmung zu trainieren. Davon können übrigens auch Menschen ohne dissoziative Problematik profitieren: Etwas mehr »Sehschärfe« ist nie verkehrt. Nicht umsonst trainieren wir heute alle unsere Achtsamkeit.

Barbara Günther-Haug: *Den Boden unter den Füßen verlieren* © mvg Verlag

Kapitel 6

Scheibenwischer einschalten

Dissoziative Symptome, etwa infolge eines Schock-Erlebnisses, sind darauf angewiesen, dass sie von uns unbemerkt bleiben, um fortzubestehen. Haben wir erst erkannt, dass unsere Wahrnehmung gewohnheitsmäßig zu wünschen übrig lässt, können wir Gegenmaßnahmen ergreifen. Wir streben an, wieder klare Sicht zu haben, und das Zauberwort dafür lautet: »Präsenz«.

Präsenz bedeutet, im Hier und Jetzt zu sein und beschäftigt mit der gegenwärtigen Situation. Wir wollen nicht ins Nirgendwo abdriften; uns nicht im Gestern oder Morgen verlieren – das Gestern ist vorbei, und vom Morgen wissen wir noch weniger als vom Heute. Wir möchten wach sein für Freuden und aufmerksam für Probleme, damit wir uns beiden angemessen widmen können. Wer etwas ändern will, der sollte sich bewusst gegen die störende Dissoziation und für eine intakte Wahrnehmung entscheiden. Wie bei allen psychischen Erkrankungen ist hier besonders wichtig, dass wir den Entschluss bewusst fassen. Uns nicht nur halbherzig darauf einlassen, weil andere meinen, das sei das Richtige für uns. Nein, wir müssen es wollen. Denn so funktioniert unser Gehirn: Die Reparaturarbeiten in unserem Kopf benötigen unsere innere Beteiligung. Sobald wir uns zu etwas gezwungen fühlen, gehen wir mental in eine Abwehrspannung, die Heilungsprozessen genau entgegenwirkt.

Schön wäre ein sanfter Weg zurück ins Schauen, auf dem die unvermeidlichen schlechten Eindrücke durch gute, wohltuende ausgeglichen werden. Natürlich gehen wir es langsam an. Niemand verlangt, dass wir in den ersten Tagen nach einem Schock gleich voll präsent sind. Anfangs sind Ruhe und Abschirmung heilsam. Im guten Fall haben wir Menschen, die uns unterstützen. Schon um ihre tröstlichen Worte zu hören, können wir unsere Wahrnehmung brauchen. Wir bemerken dann, teils erleichtert, teils erbittert, dass sich durch unser Schock-Erlebnis nicht alles verändert hat: Die Sonne geht auf und unter, das Wasser fließt weiter bergab, und Kinder müssen versorgt, Rechnungen bezahlt, Mülltonnen vor die Tür gestellt werden. Ob wir es billigen oder nicht, dies sind die Grundfesten des Daseins.

Allerdings ist unsere Wahrnehmung, selbst wenn wir beschließen, einen Blick zu riskieren, von Natur aus nicht unbestechlich. Im Gegenteil, sie wird stark von unserer Stimmung beeinflusst. Wir sehen, was wir zu sehen erwarten, und der geschockte Mensch erwartet noch mehr Schrecken. Nach einem Autounfall muss der neue Wagen nur kurz mucken, schon bricht uns der Schweiß aus, und wir reißen am Lenkrad. Oder das Herz klopft uns bis zum Hals. Das tut es gelegentlich bei jedem von uns, aber wer einen Infarkt hinter sich hat, fürchtet sofort das Schlimmste und merkt nicht, dass der Atem doch dank des vielleicht eingesetzten Stents viel freier geht. Sie bemerken: Auch dies ist eine Frage der Wahrnehmung – und unserer Bewertung des Wahrgenommenen.

Wir wollen nicht nur irgendwie, sondern umfassend und realitätsgetreu wahrnehmen, weder rosarot getönt noch verdüstert. Wer sich auf eine klare Sicht einlässt, der erspart sich unnötige Kollisionen.

Wie aber lässt sich unser aufgewühltes Gehirn in ruhige Empfangsbereitschaft versetzen, damit alles Wesentliche ins Bewusstsein gelangen und dort verarbeitet werden kann? Wir wissen: Bevor unser Gehirn etwas Unangenehmes wahrnimmt, möchte es lieber abschweifen – und der Blick tut dies manchmal buchstäblich. Also geben wir unserem Gehirn zum Einstieg am besten bewusst etwas Nettes zu schmecken und locken es so aus der Reserve.

Gegenwartsanker: die kleine gute Suggestion

Ein Gegenwartsanker ist ein Gegenstand, der auf unsern Geist eine wohltuende Wirkung ausübt. Wie soll das gehen? Nun, der Mensch ist sehr offen für Suggestionen, darauf beruht die ganze Werbung. Man zeigt uns etwas Hübsches, Bilder von Strand und Palmen, und sofort erwacht in uns ein Gefühl, nämlich die Sehnsucht nach Urlaub. Den umgekehrten Effekt gibt es auch: Beim Anblick des Umschlags aus Umweltschutzpapier, der bestimmt einen Behördenbrief enthält, sinkt die Laune.

Für unser Gehirn nutzen wir den positiven Effekt. Wir brauchen Sachen, die wir gern anfassen oder anschauen, die uns an etwas Schönes erinnern und Wohlfühl-Transmitter fließen lassen. Sobald unser Geist aus dem Außen angenehme Eindrücke empfängt, öffnet er sich und hätte gern mehr davon. Man kann Gegenwartsanker in verschiedene Gruppen einteilen:

1) **Anker für unterwegs**, die wir am Arm, am Hals oder in der Hosentasche tragen und jederzeit berühren können, wenn wir präsent werden wollen. Wir sollten aus Erfahrung im Voraus wissen, in welchen Situationen wir in Stress geraten – und die Dissoziation gleichsam an uns zieht, uns aus unserer Mitte holt. Mit Hilfe des Gegenwartsankers stabilisieren wir uns vor Beginn einer Konfe-

renz, einer ärztlichen Untersuchung, einem Banktermin. Auch vor dem Kundengespräch wird das Gehirn mit einer kleinen Wahrnehmungs-Streicheleinheit bewusst angeschaltet. Beispiele für Mitnehm-Anker: Schmuckstück, Schlüsselanhänger, Igelball, eine Muschel, eine Kastanie, ein Foto, eine Gürtelschnalle, ein Duft.

2) Anker für daheim, um ein mattes oder überreiztes Hirn zu regulieren. Sehen Sie sich in Ihrer Wohnung um, was gefällt Ihnen gut? Eine Bastelei oder ein Werkstück, Bilder, Deko, eine Kuscheldecke, ein Mobile, Ihr toller Fernseher, die Stereoanlage. Selbst wenn Sie gar keine Zeit zum Fernsehen haben, zum Beispiel morgens kurz vor dem Aufbruch, werfen Sie einen Blick auf Ihren Apparat und sagen Sie sich: »Echt ein super Teil«, denn dafür haben Sie ihn letztlich gekauft, um sich besser zu fühlen. Ebenso die Gitarre, das Klavier (einfach mal den Lack streicheln), der Parfümflakon (nicht vergessen, dran zu schnuppern).

3) Tiere als Anker üben einen besonderen Zauber aus. Vielleicht haben Sie ein Krafttier, das in Ihnen Mut, Zärtlichkeit oder Heiterkeit weckt? Wollen Sie stark sein wie ein Löwe, elegant wie ein Delfin, tänzeln wie eine Biene, die Welt als Adler von oben betrachten? Führen Sie Ihr Krafttier als kleines Figürchen mit sich, oder kaufen Sie sich ein Poster oder ein Stofftier. Echte Haustiere machen natürlich auch präsent, sie bringen die Leine, wenn es Zeit zum Spaziergang ist.

4) Garten als Anker. Ebenso kann uns der Garten wie überhaupt die Natur Halt geben wie ein Anker. Der Garten gedeiht dann besonders gut, wenn wir wahrnehmen, was die Pflanzen brauchen. Auch dies ist eine Wahrnehmungsschulung: Schon ein, zwei Töpfe auf der Fensterbank werden, mit der nötigen Präsenz gepflegt, bald einen netten Anblick bieten und reinigen ganz nebenbei die Luft.

5) Nüchternheits-Anker, raus aus spukhaftem Gedankenwabern, rein ins Tagesgeschäft, das zwar nervig sein kann, aber selten so zermürbend ist wie unsere Horrorfantasien. Mit Präsenz kommt man bei der Arbeit voran und wird täglich klüger. Sie brauchen auf jeden Fall einen Kalender. Achten Sie darauf, dass er auch die Jahreszahl angibt – man will wahrnehmen dürfen, dass der Schock allmählich in die Vergangenheit rückt. Ein Handy zeigt uns das Datum, aber ein Aufstellkalender mit Sprüchen und Bildern erfreut manchmal mehr.

Weitere Nüchternheits-Anker wären außerdem die vielleicht sogar smarte Armbanduhr, Schreibgerät, Notizbuch / Notebook (in dem man vieles schriftlich verankern und so das Gedächtnis entlasten kann), die Tageszeitung, eine schöne Uhr oder eine Landkarte an der Wand.

6) Arbeitsplatz-Anker: Gerade am Arbeitsplatz erwischt uns der ein oder andere Schrecken, und gerade hier will man nicht wegtreten und Fehler machen. Wichtige Abmachungen dürfen nicht durch die Maschen rutschen, sonst drohen ernste Konflikte: Die eine Partei weiß schließlich sicher, was gesagt worden ist, während die andere ebenso aufrichtig alles bestreitet, denn sie erinnert sich nun einmal nicht. Man sollte meinen, dass es dem Gegenüber auffallen müsste, wenn der Ansprechpartner dissoziativ abtaucht. Aber dem ist nicht so. Meist wirkt der Betroffene wie gewohnt, redet höchstens ein bisschen vage. Obwohl vorne die Unterhaltung stattfindet, kommt im Hinterkopf nichts davon an – die mentalen Systeme sind in diesem Moment wie voneinander abgespalten. Bei

Kindern gehört es noch dazu: Während man sie zum Thema Hausaufgaben ins Gebet nimmt, überlegen sie insgeheim, ob es zum Mittagessen Nudeln oder Schnitzel gibt. Davon wird die Rechtschreibung nicht besser und die Eltern möchten verzweifeln. Bleiben Sie optimistisch: Beim Kind müssen die Leitungsbahnen noch wachsen oder wie in der Pubertät neu verschaltet werden; ein aufwendiger Prozess, der zu einigen Störungen führt. Aber dann eines Tages, einfach weil das Hirn jetzt den nötigen Reifegrad erreicht hat, stimmen die Kommas, die Schrift wird lesbar und man versteht, was das Geschreibsel heißen soll.

Die Dissoziation des Erwachsenen ist alarmierender. Im Prinzip ist das erwachsene Gehirn sehr leistungsstark, doch es bleibt lebenslang im Wandel. Viel genutzte Systeme werden ausgebaut, wenig genutzte abgebaut. Schon deshalb wollen wir unsere Wahrnehmung pflegen, damit das Gehirn nicht meint, wir bräuchten sie nicht mehr.

Sollte Ihnen also ein Kollege zu Ihrer Verblüffung vorwerfen, dass Sie eine Zusage nicht eingehalten hätten, überlegen Sie bitte, ob Dissoziation eine Rolle gespielt haben könnte. Wenn ja, oder bei häufigen Faselfehlern, brauchen Sie dringend Gegenwartsanker fürs Büro: ein Foto oder Bild, schickes Büromaterial, einen guten Spitzer, mit dem man die Bleistifte (wie das Hirn) scharf halten kann, Kaffeebecher, Qigong-Kugeln, Jojo, Schneekugel, Star-Wars-Figürchen, amiibo, Modellauto, den Knoten im Taschentuch. Die Maskottchen, die Kinder bei Klassenarbeiten mit zur Schule nehmen, sind auch nichts anderes als Anker. Da kann sich das geliebte Stofftier wirklich nützlich machen.

Das Prinzip des Gegenwartsankers

Das Prinzip des Gegenwartsankers sollten Sie unbedingt verinnerlichen, denn es ist so einfach: Völlig ohne Denkanstrengung schaltet sich die Wahrnehmung von selbst hoch, sobald Sie sich mit positiv besetzten Gegenständen befassen. Sie werden in kritischen Momenten selten einen erholsamen Spaziergang machen können, aber für einen Gegenwartsanker ist immer Zeit und Raum. Wenn Sie also das nächste Mal einen Flohmarkt, eine Buchhandlung, einen Geschenkeladen oder den Wald oder das Meer besuchen, sehen Sie sich nach geeigneten Ankern um. Ausgezeichnet wirkt auch Humoristisches, zum Beispiel Wilhelm Busch, Loriot, Tana Schanzara, Otto, Helge Schneider, Cindy aus Marzahn, Robert Gernhardt, Monika Gruber, das Känguru und viele Kolleginnen und Kollegen. Ab und an bitte die Anker ein bisschen austauschen, damit der Anreiz frisch bleibt. Machen Sie sich mit dem folgenden Arbeitsblatt Ihre eigene Liste.

Arbeitsblatt 7

Meine Gegenwartsanker

Name und Datum:_____

1) Zwei Anker für unterwegs:

_____

_____

... und ich verwende sie bei folgenden drei Gelegenheiten:

_____

_____

_____

2) Fünf Anker bei mir daheim für Momente mit Mattscheibe:

_____

_____

Barbara Günther-Haug: *Den Boden unter den Füßen verlieren* © mvg Verlag

_____

_____

_____

3) Drei Anker am Arbeitsplatz:

_____

_____

_____

... die ich in folgenden drei Situationen nutze:

_____

_____

_____

4) Ein Nüchternheits-Anker für den Start in den Tag:

_____

_____

Mein Krafttier oder meine Lieblingspflanze:

_____

Was ich daran mag:

_____

Krafttier oder Lieblingspflanze kann ich wo und wie als Gegenwartsanker platzieren:

_____

_____

Präsenz-Spiele:
Ich sehe was, was du nicht siehst

Nachdem wir uns mit Hilfe des Gegenwartsankers sicher in der Welt verortet und neu aktiviert haben, benötigen wir obendrein einige Techniken, mit denen wir unsere Wahrnehmung schärfen können. Eine genaue, stressresistente Wahrnehmung ist ein Zeichen geistiger Fitness. Falls sie eine Zeit lang vor sich hin gerostet hat, braucht sie jetzt Training.

Das Training ist manchmal anstrengend, erst recht, wenn man sich nicht in Topform befindet; wir kennen das aus der Krankengymnastik. Um Startschwierigkeiten auszuräumen, beginnen wir mit kleinen, einfachen Schritten. Bevor wir uns die ernsten Angelegenheiten des Lebens vorknöpfen, üben wir spielerisch, mit guter Aussicht auf Erfolgserlebnisse und Spaßfaktor, denn das motiviert und beschert uns einen Extraschauer positiver Transmitter.

Zunächst einmal wäre da das alte Spiel »Ich sehe was, was du nicht siehst, und das ist rot« (zum Beispiel). Sie sind die Person, die raten muss. Übrigens merken Angehörige oft viel früher als die Betroffenen, dass etwas nicht stimmt und sagen zu Ihnen vielleicht: »Du bist heute wieder so verhuscht / weggetreten / benebelt.«

Jetzt wissen Sie, woran es liegt, und was zu tun ist. Daher nicht böse werden, wenn der Partner das nächste Mal Aufmerksamkeit heischend mit der Hand vor Ihren Augen wedelt, sondern sagen: »Okay, lass uns doch ein Präsenzspiel machen.«

Aber Sie können das auch für sich praktizieren, was besonders wichtig ist, wenn Sie allein leben: Suchen Sie zum Beispiel drei gelbe Sachen. Oder üben Sie dasselbe mit drei verschiedenen Geräuschen, wobei Ins-Hören-Kommen schwieriger ist als Schauen –, aber Sie wissen ja: alles eine Sache der Übung. Oder finden Sie zum Beispiel drei Gegenstände mit dem Anfangsbuchstaben, sagen wir, G. Dabei merkt man sofort, wie schnell man ins Grübeln, also in die innere Welt wechselt, die leider mit dem Außen nicht unbedingt übereinstimmt: »G – wie Geige – hier ist aber keine Geige. Mist.« – und schon schweifen die Gedanken ab.

Hierbei gilt: nicht denken, sondern suchen. Diese Spiele haben den Vorteil, dass man sie überall im Gehen und Stehen machen kann, also genau dann, wenn einen in stressigen Momenten die Flauheit bekriecht und man sich wieder auf Vordermann bringen möchte.

Einfache Spiele, mit denen man in ruhigen Stunden Präsenz trainieren kann, wären zum Beispiel Mühle (da verliert man innerhalb von fünf Minuten, wenn man nicht mitkriegt, mit welcher Absicht der andere seine Steine setzt), Dame, Halma oder Videospiele wie Tetris, Snake, Frogger. Sportliche Varianten: Federball, Tischtennis, Fußball. Spiele mit einem Gegner, auf den man aufpassen muss, sind ideal für die Präsenz. Für sich allein zu joggen oder Rad zu fahren bewirkt eher das Gegenteil, der Kopf schaltet ab – was nach einem anspruchsvollen Arbeitstag, bei dem Präsenz gefordert war, genau das Richtige sein kann; man muss sich nur klarmachen, welche Art von Ausgleich man wann für sein Gehirn braucht. Und wann sich das Training richtig lohnt.

Bastelarbeiten wiederum fördern zwar die Präzision, aber man beschäftigt sich doch nur mit etwas Bekanntem. Der Blick in die Umgebung oder aufs Spielbrett fordert uns stärker, denn hier kann jederzeit das Unerwartete passieren. Wir wollen ja gerade üben, trotz Schrecksekunde präsent zu bleiben. Patiencen sind ebenfalls nicht so günstig, denn wenn man verliert, schiebt man das meist auf die vermeintlich schlechten Karten und nicht auf einen Mangel an Präsenz.

Manche Menschen verlieren die Körperwahrnehmung, wenn sich ihr Kopf zuzieht. Sie vergessen zu essen oder sich eine warme Jacke anzuziehen, oder sie spüren ihre Glieder nicht richtig. Dann sind Übungen zur Selbstwahrnehmung besonders nützlich, aber wir alle profitieren davon. Fühlen Sie von innen in die rechte Hand: Ist da eine Kälte oder Wärme, ist es schwer oder leicht, ruhig oder kribbelig – was ist da? Finden Sie ein beschreibendes Wort. Es gilt dabei, in Ruhe zu lassen, was da ist. Fühlen Sie einfach nur, benennen Sie, was Sie wahrnehmen. Dann wiederholen Sie dasselbe mit der linken Hand, und vielleicht schließen Sie noch gleich einen Durchgang an. Das Ganze dauert am Ende nur fünf Minuten – und die kann man auch zwischendurch immer mal erübrigen.

Manche Menschen kneten einen Igelball, um präsent zu werden, oder sie lassen ein Gummibändchen am Handgelenk schnappen. Das berüchtigte Ritzen der Haut ist nicht zu empfehlen, obwohl es in die gleiche Richtung zielen kann – die betroffenen jungen Leute haben zu viel »Heckmeck im Oberstübchen«, wenn Sie mir erlauben, das einmal so salopp zu formulieren, und das Ritzen fokussiert sie wieder, auch weil der Schmerz sie dazu zwingt, sich selbst in den Blick zu nehmen. Doch Methoden, bei denen Blut fließt, sind abzulehnen. Und physischen Schmerz als Mittel gegen psychischen Schmerz anzuwenden, ist nicht angeraten. Eine Portion richtig saures Gummikonfekt oder scharfe Salmiakpastillen bieten denselben Effekt, probieren Sie es aus. Ebenso das Riechfläschchen, es muss ja kein Ammoniak sein, die Apotheke verkauft auch Orangen- oder Lavendelaroma.

Ratsam und nicht nur bei Stör-Symptomen ist jeden Tag eine Dosis von ein, zwei gezielten Einheiten Präsenz, außerdem empfehlen sich die Übungen vor stressigen Terminen oder wenn die Wahrnehmung zu schwimmen beginnt, also die Dissoziation hereinbricht in den Alltag. Das Positive an den Übungen: Wir merken, dass wir unser Hirn erfolgreich aktivieren können, sind erleichtert, werden ruhiger, und das macht nochmals alles leichter. Schon nach kurzem Üben nimmt die Präsenz merklich zu. Machen Sie den Versuch. Es läuft sich so viel sicherer, wenn man die Straße sieht.

Arbeitsblatt 8

Präsenz üben

Name und Datum:_____

Sehen Sie sich um und suchen Sie:

Drei Gegenstände aus Holz

_____

_____

_____

Drei Gegenstände mit Rädern

_____

_____

Drei Gegenstände, die mit K anfangen

_____

_____

Barbara Günther-Haug: *Den Boden unter den Füßen verlieren* © mvg Verlag

Denken Sie sich selbst eine hübsche Übung aus:
Ich suche als Nächstes

_____

Fühlen Sie von innen in Ihr linkes Ohrläppchen
und danach in den rechten großen Zeh.

Fassen Sie Ihren Stuhl an oder den Tisch oder Ihren
Pulli.

Drei Adjektive, die beschreiben, wie sich das Material
anfühlt:

_____

_____

Und jetzt nochmal aufmerksam lauschen, bis Sie drei
verschiedene Geräusche gehört haben – eine Übung,
die sich gerade dann sehr gut eignet, wenn es eher
leise ist.

_____

_____

Im Normalfall brauchen Sie gar nicht so viele verschiedene Übungen hintereinander, zwei oder drei reichen schon, und Sie werden erleben, wie zügig sich Ihre Präsenz auch im Alltag verbessert.

Bárbara Günther-Haug: *Den Boden unter den Füßen verlieren* © mvg Verlag

Kapitel 7

Nehmen Sie Ihre Gefühle an die Hand

Der Schock hat Sie hart getroffen und Sie leiden jetzt an großem Kummer, der Sie anfangs Tag und Nacht begleitet. Von einem schweren Schlag erholt man sich nicht so schnell – nicht einmal, wenn man gut für sich und seine Seele sorgt. Sie machen also nichts falsch, wenn Sie die Wunde spüren. Sie sind nicht schwach. Sie müssen diese Zeit des Schmerzes und der Heilung leider unausweichlich durchlaufen, nicht anders als hätten Sie das gebrochene Bein.

In den ersten Wochen sind Zuhörer eine große Unterstützung. Wir müssen unsere Geschichte erzählen, um sie selbst zu ordnen und zu begreifen. Ein Teil unserer Spannung löst sich durchs Reden und gemeinsame Erörtern.

Manchmal kann eine Trauerreaktion sehr komplex sein; es mischen sich kontroverse Gefühle darunter, in die weder wir selbst noch unser Gegenüber sich leicht einfühlen können. Bemerken Sie dabei, dass das Gespräch mit Freunden und Verwandten nicht ausreicht, um spannungsreiche innere Widersprüche zu klären, ist therapeutische Hilfe sinnvoll. Dafür müssen Sie sich nicht rechtfertigen – und es braucht dazu auch nicht im Voraus den Beleg, dass Sie eine krankhafte psychische Veränderung haben. Rät Ihnen Ihr Bauchgefühl, dass Sie auf professionelle Hilfe zurückzugreifen sollten: Nur zu! Holen Sie sich Beratung. Fünf probatorische Sitzungen sind meist auch dann möglich, wenn sich der Verdacht auf eine krankheitswertige Störung später – zum Glück – nicht bestätigt.

Über die emotionale Krise hinaus wird uns allerdings in den meisten Fällen wohl allzu bald klar, dass wir in der neuen Situation auch praktisch gefordert sind. Wir brauchen unseren Kopf, um zahllose Dinge zu regeln. Gerade dann sind wir beunruhigt, wenn die dunklen Seelenwogen nicht abebben wollen. Obwohl wir den eigenen Schmerz nur zu gut verstehen, würden wir ihn irgendwann gern eindämmen. Er stört unser Denken, unsere Wahrnehmung. Wir wünschen uns ein helleres Gemüt, möchten wieder ein bisschen vergnügt sein, nicht ständig zu Boden gedrückt. Geht das? Kann man die eigenen Gefühle regulieren? Wir sind doch kein Radio, bei dem man per Knopfdruck einen Senderdurchlauf starten kann!

Stimmt, das menschliche Hirn ist weitaus komplizierter gebaut als ein Radio oder unsere Knochen, deshalb wäre uns ein Beinbruch fast lieber. Mit Schraubenzieher oder Skalpell lässt sich im Transmitterhaushalt wenig ausrichten. Unser Geist verlangt nach geistigen Mitteln.

Die Tiefsee unserer Seele

Gefühle sind das Salz in der Suppe, ohne sie schmeckt das Leben fade. Deshalb sind wir ständig bemüht, die uns genehmen Gefühle mit mehr oder weniger verträglichen Stimulanzien herbeizuführen: von Musik, Film, Shopping bis hin zu Alkohol, Cannabis, Kokain. Die Menschheit hat da viel gefunden, was positive Gefühle wecken kann.

Gefühle entstehen in entwicklungsgeschichtlich alten Gehirnteilen. Man sieht ihren Ursprung vor allem im limbischen System, das unterschiedliche Strukturen der tieferen Hirnrinde bis hinunter in den Hirnstamm vernetzt. Nicht nur Homo sapiens entwickelt Gefühle. Das Gehirn der Fische ist weniger stark differenziert als das von Säugetieren, doch Emotionen kennt der Fisch auf seine Art auch: Er kann sich fürchten, Streit suchen oder verliebt schwänzeln. Was uns grundsätzlich unterscheidet, ist ein Areal in unserer höheren Hirnrinde, mit dem wir Emotionen überdenken und steuern können. Dies geschieht im Frontalhirn. Menschen, deren Frontalhirn beschädigt ist, benehmen sich enthemmt, setzen jedes Gefühl in Verhalten um. So etwas ist sozial störend und wird vom Umfeld gern mit dem Urteil bedacht:»Der/Die ist doch krank.«

Gefühle steigen aus den biologischen Urgründen unseres Hirns auf und sind entsprechend machtvoll. Sie zeugen von unserer tierischen Natur, die wir allerdings mit Hilfe der sogenannten Kultur zum Nutzen der gesamten Art zu beherrschen suchen.

Einfach ist es nicht, der innere Drang ist gewaltig. Selbst Emotionen, die auf Lustgewinn abzielen, können zur Belastung werden, wenn die Bedürfnisbefriedigung misslingt oder nicht lange vorhält. Das gilt erst recht für dunkle Regungen. Ein Schock ist ein extremes Stimulans, das Angst, Ekel, Wut, Entsetzen, Trauer, Verzweiflung oder ein Gefühl der Frustration wachruft.

Im guten Fall klingt der Aufruhr allmählich von selbst ab. Im schlechten setzt eine Art Wettrüsten ein. Aggressive und depressive Affekte verstärken sich gegenseitig und fächern sich weiter auf in Scham, Reue, Schuldgefühle oder Neid.

Starke Gefühle machen dem Gehirn viel Arbeit. Sie beschäftigen nicht nur das Denken, sondern den gesamten Organismus, schicken Spannung bis in die entlegensten Körperbereiche. Viele Menschen verlieren nach einem Schock an Gewicht, weil die übersteuerte Schaltzentrale das System dauernd auf Hochtouren hält. Dies kostet Energie.

Sie dürfen abtauchen

Nicht nur das unmittelbare Schock-Geschehen peitscht unsere Seele auf, auch späteres Grübeln führt häufig zu dem Schluss, dass wir nach solch einer Erfahrung nicht wieder froh werden dürfen. Wir haben jetzt selbst erlebt, wie schlimm es in der Welt zugeht. Da kann man doch nicht weitermachen wie vorher! Manchmal möchte man fast ein Mahnmal des erlittenen Unrechts sein oder jedenfalls die Erinnerung an etwas Verlorenes aufrechterhalten.

Nun ist diese erste Phase heftigen Empfindens normal und lässt sich nicht beliebig abkürzen. Das gilt besonders für das Gefühl der Trauer, die Raum und Zeit braucht und nicht einfach weggedrückt oder verleugnet werden darf, sonst setzt sie sich unterschwellig fest.

In der ersten Zeit nach einem schweren Schlag wird man den Trauerprozess noch nicht lenken können. Man muss ihn, so gut es geht, zulassen und durchleiden. Das ist hart, deshalb gibt es in der Therapie das Wort »Trauerarbeit«. Nehmen Sie die Hilfe der Angehörigen und vom Hausarzt eine Krankschreibung an! Nach und nach kann man die Trauer ein wenig einteilen. Vielen Menschen hilft es, wenn sie sich an gewissen Tagen eine Stunde freihalten, eine Kerze anzünden, ein Bild aufstellen und an die Verstorbenen denken. Oder eine Stunde mit jemandem reden und dann bewusst etwas anderes tun, um nicht wieder zu tief einzusinken.

Es gibt leider Verluste, nach denen uns die Trauer nie mehr ganz verlässt. Dann wollen wir sie mit der Zeit wenigstens soweit besänftigen, dass sie uns nicht mehr hinterrücks anspringt. Wenn Sie Gefühle verspüren, die Sie für eigentlich unpassend halten, etwa Wut auf andere, womöglich sogar auf die Toten; Neid auf Frauen, die Kinder haben, und Männer, deren Geschäft blüht: Lassen Sie sie erst einmal zu. Sie dürfen so denken und fühlen, es ist menschlich. Verstehen Sie mich nicht falsch, natürlich sollen Sie nun nicht hingehen und dem Konkurrenten den Hals umdrehen. Nehmen Sie Ihr stürmisches inneres Meer wahr, lassen Sie die Wellen durch sich hindurchziehen, vertrauen Sie sich jemandem an, der seefest ist. Manchmal kämpft man sich schon dadurch frei.

Aber manchmal, besonders in schwierigen Zeiten, hakt die Seele ein. Dann will der Kummer nicht aufhören, es gibt auch scheinbar täglich neuen Grund dazu, und das ist gefährlich. Unser psychischer Apparat darf auf Dauer nicht zu einseitig oder zu stark belastet werden. Zu viel Trauer lässt die Biochemie der heiteren Emotionen »austrocknen«, bis sie schließlich kaum mehr verfügbar ist. Zu viel hochgespanntes Gefühl jeder Art erschöpft die Hirnfabrik. Dem wollen wir rechtzeitig entgegenwirken, indem wir unsere Seele mit Bedacht in ruhige Gefilde lenken.

Sie dürfen auftauchen

Wenn wir unsere Gefühle regulieren wollen, müssen wir uns zuerst klarmachen, dass das sowohl möglich als auch zuweilen nötig ist. Von Haus aus geben Gefühle sich diktatorisch, sie wollen nicht hinterfragt werden, sondern uns zum Handeln zwingen – und sei es, dass wir uns ins Schneckenhaus verkriechen und keinen Fühler mehr vorstrecken sollen. Ein großer Teil des Unheils dieser Welt rührt daher, dass Menschen reflexhaft ihren Gefühlen folgen: etwa die Frau, die »das Gefühl« hatte, sie könne diesem Mann trauen; der Mann, der »das Gefühl« hatte, sie »wolle es auch«.

Aber gibt es nicht so etwas wie Intuition? Allerdings, das gibt es. Intuition bedeutet, dass wir ohne langes Überlegen, »aus dem Bauch heraus« eine Entscheidung treffen. Das ist dann toll, wenn die Entscheidung sich im Nachhinein als richtig erweist. Falls nicht, hätte man doch besser nachgedacht und -geforscht. Unsere Intuition ist nur so verlässlich wie das Erfahrungswissen, aus dem sie sich speist. Nach zwanzig Berufsjahren kann ein Chirurg oft auf den ersten Blick erkennen, ob sich das von ihm entnommene Gewebe als gut- oder bösartig erweisen wird. Ein Anfänger würde sich dabei schwertun. Und wo immer Zeit und Gelegenheit es erlauben, wird auch der erfahrene Chirurg sich nicht nur auf seine Intuition verlassen, sondern den Pathologen hinzuziehen, der der Sache mit dem Mikroskop auf den Grund geht.

Gefühle können angemessen und wegweisend sein, aber genauso gut in die Irre führen, sie können uns fertig machen, uns das Denken und die Wahrnehmung zerschießen.

Auch wenn ich mich hier zunächst über das Gefühl der Trauer geäußert habe: Nicht nur Trauer kann zur Belastung werden, auch Angst, Wut, genau genommen jedes Gefühl. Wenn unser Gehirn zu heftig und nur noch eine einzige Emotion produziert, schadet es sich damit selbst; nicht anders als ein Magen, der zu viel Säure und schließlich Geschwüre ausbildet. Wie so oft in der Medizin gilt: Die Dosis macht die Medizin. Zu viel – schadet viel. Wenn der seelische Vulkanausbruch uns mit Geröll überschüttet hat, wollen wir uns wieder freischaufeln. Das nennt man Psychohygiene.

Lassen Sie mich ein Beispiel dafür geben, wie schnell das innere Aufräumkommando manchmal gefordert ist: Angenommen, man geht in eine wichtige Prüfung, sagen wir, ins abschließende Staatsexamen. Und nun hat man nicht ganz so gründlich gelernt, wie man wohl hätte sollen. Vielleicht ist man gerade verliebt, das lenkt stark ab. Oder man wird auf dem falschen Fuß erwischt, denn niemand kann alles können. Und nun – Schock! – fällt man durch. Da möchte man so richtig im Boden versinken. Eben wollte man noch ein nützlicher Staatsdiener werden, Lehrer, Arzt, Jurist; und stattdessen diese Schmach. Der innere Drang geht jetzt in Richtung Scham, Wut, heulendes Elend. Doch in nicht allzu ferner Zeit steht ja schon die Nachprüfung ins Haus, für die man natürlich wasserdicht vorbereitet sein müsste. Helfen die aufgewühlten Gefühle beim Lernen? Nein, ganz im Gegenteil. Also müssen wir irgendwie für Beruhigung sorgen.

Dabei geht es nicht ums Unterdrücken eines Gefühls um jeden Preis, also um emotionale Strangulation. Gefühle sind älter und stärker als unser Wille, sie können und sollen niemals völlig dressiert werden. Wer meint, dass er sexuelle, furchtsame oder zornige Regungen auf keinen Fall spüren darf, wird sich keinen Gefallen tun. Man will weder etwas in sich hineinfressen, bis man dann doch explodiert, noch will man eine zwanghafte Starre entwickeln. Wir suchen den Kompromiss zwischen Spontaneität und Kontrolle.

Ganz wichtig für uns ist dieses Ausbalancieren der eigenen Gefühlswelt: Wir übernehmen die Verantwortung für unsere emotionale Verfassung. Es ist nicht das Wahre, wenn wir immer darauf angewiesen sind, dass jemand kommt, der beschwichtigend auf uns einredet! Das tut zwar gut, wenn ein freundlicher Mensch sich um uns bemüht, aber was, wenn dies einmal nicht der Fall ist? Wenn ausgerechnet dieser Mensch nicht ansprechbar ist oder uns gar »wegstirbt«? Oft genug ist gerade niemand greifbar, wenn wir es am nötigsten bräuchten. Oder zumindest niemand, der die Lage, der uns! versteht. Aber es ist gar nicht so schwer, wir können uns selbst helfen und lernen, wie man sich »runterfährt«.

Ihnen wird flau bei dem Auftrag? Sie glauben nicht recht, dass Sie Ihre Gäule bändigen können? Das Ansinnen weckt ganz im Gegenteil in Ihnen bereits eine neue Missstimmung? Ja, so sind sie, die Emos, die wissen sich zu behaupten. Nichts schaukelt sich so rasch auf wie ein Gefühl. Berühmt ist die Angst vor der Angst – wer einmal eine Panikattacke erlebt hat, kann ein Lied davon singen. Um ein Beispiel im Zusammenhang mit Schock-Erfahrungen zu nennen: Da wird einem plötzlich klar, dass die Einbrecher des

Nachts im Nebenzimmer gewesen sind, während man selbst ganz allein und schutzlos im eigenen Bett geschlafen hat. Und plötzlich bricht sie noch im Nachhinein aus, die Panik! Sie kann sich täuschend ähnlich anfühlen wie ein Herzinfarkt, wie rasender Drehschwindel oder eben wie nackte, alles verschlingende Angst. So etwas vergisst man nicht mehr.

Wir alle fürchten uns vor der Wiederkehr von Krankheiten, die wir einmal durchleiden mussten. Im Fall der Panikstörung ist diese Furcht aber besonders fatal. Warum? Nun, wer zum Beispiel einen Schlaganfall hinter sich hat, bangt fortan begreiflicherweise auch vor einer neuen Attacke. Aber kommt die schneller, nur weil man sich diese Sorgen macht? Nein. Doch hat man Angst vor der Angst –, dann ist sie eben schon da, die Angst. Oder Gereiztheit: Allein der Vorschlag, dass wir unser Missvergnügen abschütteln sollen, bringt uns weiter auf.

Solche Teufelskreise tragen dazu bei, dass Gefühle sich rasch heiß laufen. Dagegen gibt es Abhilfe, lesen Sie ruhig mehr dazu im weiteren Verlauf dieses Buchs. Manchmal besitzen Wut, Angst, Scham und Konsorten eine nützliche Signalfunktion, dann profitieren wir davon. Oft sind sie jedoch nur lästige Begleiter, die uns blockieren, beschweren oder sogar aufzehren. Wir wollen ja tun, was getan werden muss, aber nicht im Zustand des Daueralarms.

Wir kommen im Leben weiter, wenn wir energiesparend fahren. Deshalb werden wir uns erst einmal ansehen, welche Gefühle bei uns am meisten Benzin verbrauchen. Damit die reizbare Emotionsbrigade bei dieser Prüfung nicht geballt über uns herfällt, versuchen wir es mit Humor.

Arbeitsblatt 9

Die Gefühls-Olympiade

Name und Datum: _____

Wir stellen uns spaßeshalber vor, dass unsere Gefühle in einem sportlichen Wettkampf miteinander stehen – nämlich der Gefühls-Olympiade. Gefühle aus allen Regionen des großen Seelenkosmos eifern miteinander um den ersten Preis. Die Frage wird sein, wer bei Ihnen persönlich die Gold-, Silber- und Bronzemedaille gewinnt. Bevor wir die Sieger küren, müssen wir erst einmal klären, wer überhaupt mitmacht:

Die stark aufgestellte schwarze Mannschaft:

Trauer	Ekel
Angst	Verzweiflung
Scham	Schuldgefühle
Reue	Frust

Die ebenfalls nicht zu unterschätzende rote Mannschaft:

Ärger	Misstrauen
Wut	Neid

Manchmal ist auch die goldene Mannschaft fit:

Hoffnung   Heiterkeit
Zuversicht   Vertrauen
Freude   Dankbarkeit

Nicht zu vergessen die leicht verrückte bunte Mannschaft:

Blödellaune   Spiellaune
Neugier   Flirtlaune

Bitte wählen Sie aus diesen 22 Teilnehmern jetzt Ihre Gewinner aus, nämlich die drei belastenden Gefühle, die in letzter Zeit Ihr Befinden bestimmt haben. Diese tragen Sie unten ein und schreiten dann zur Siegerehrung, am besten indem Sie laut vorlesen:

1. »Dir, o beeindruckende(r) _____, verleihe ich hiermit die *Gold*-Medaille für unermüdliches Wirken in meinem Seelenhaushalt.«

2. »Dir, o gleichfalls beachtliche(r) _____, verleihe ich die *Silber*-Medaille für herausragende Präsenz in meiner Seele.«

3. »Dir schließlich, o _____, übergebe ich die *Bronze*-Medaille, denn auch dein Einsatz in meiner Seele war weit überdurchschnittlich.«

Barbara Günther-Haug: *Den Boden unter den Füßen verlieren* © mvg Verlag

(Jetzt reiben wir uns heimlich die Hände, denn wir konnten, ohne dass sie Verdacht geschöpft hätten, die drei Kandidaten dingfest machen, deren Wildwuchs wir stutzen wollen.)

Wir haben aber auch ein Herz für Verlierer. Welche positiven Gefühle sind bei Ihnen auf den letzten drei Plätzen gelandet? Notieren Sie hier:

_____

Und jetzt sagen Sie laut in ermutigendem Ton:

»Liebe _____

und _____

und _____ ,

in der letzten Zeit hat das zwar nicht so funktioniert mit uns, aber wir wollen uns gemeinsam bemühen, dass ihr künftig wieder mehr zum Zuge kommt.«

Barbara Günther-Haug: *Den Boden unter den Füßen verlieren* © mvg Verlag

Rechnen statt Rasen

Sie wissen jetzt, welche Töpfe Sie »kaltstellen« wollen, wenn die Emotionen mal wieder hochkochen. Fragt sich nur noch, wie man das bewerkstelligt. Lassen Sie uns dazu jetzt eine interessante Tatsache betrachten: Unser Gehirn kann nicht gleichzeitig Gefühle produzieren und logisch denken.

Was für ein Satz, den würde ich am liebsten gleich noch einmal mit anderen Worten wiederholen: Wir müssen uns entscheiden zwischen leidenschaftlichem Fühlen und klarem Denken. Das bedeutet: Wenn das limbische System aktiviert ist, das sich größtenteils über Zwischenhirn und noch tiefere Hirnregionen erstreckt, können wir nicht mehr schlüssig denken (ist uns aus Verliebtheit, Wut und Angst ja hinlänglich bekannt). Wenn aber unser Großhirn und hier insbesondere der Frontallappen arbeitet, dann fährt sich das limbische System automatisch zurück, sprich: Unsere Gefühle legen sich. Diese zwei neuronalen Komplexe sind Gegenspieler (Antagonisten). Logisch denken und intensiv fühlen, geht nicht zugleich.

Diese Eigenart können Sie sich zunutze machen: Jeder Mensch kann sich – zumindest kurzzeitig – zur Ruhe bringen, indem er sein mathematisches Denken aktiviert. Angenommen, plötzlich naht ein unerwünscht starkes Gefühl wie Panik oder Zorn, dann fangen Sie an zu rechnen. Wie wäre es zum Beispiel mit der Siebzehner-Reihe rückwärts? Zu leicht darf die Aufgabe nicht sein, sonst springt das Rechenzentrum nicht an, sondern verweist nur gelangweilt auf einige fertig vorliegende Ergebnisse aus dem Gedächtnisspeicher. Nötig ist eine Denkanstrengung, erst die führt zum mentalen Umschalten.

Sie werden merken: Nach den ersten drei Rechenschritten lässt der innere Schub bereits nach. Mathematisches Denken legt das

Gehirn »trocken«, und das ist genau der Effekt, den wir brauchen, wenn der Schock alles mit Stresstransmittern überschwemmt hat. Eine Putzeinheit pro Tag darf es ruhig sein. Setzen Sie sich jeweils eine halbe Stunde hin und lösen Sie ein Sudoku oder ein anderes Logikspiel. Im Computer finden Sie die verschiedensten Vorschläge, zum Beispiel Minesweeper, Mastermind, Rush hour. Auch Puzzlelegen passt hierher, denn Formenerkennen ist Geometrie, und sogar das Ausmalen von Mandalas führt zum Ziel, weil man nicht über den Strich malen soll. Man kann auch im Supermarkt die Einkaufspreise oder im Haushaltsbuch die Ausgaben addieren, was zugleich das Bewusstsein für die laufenden Kosten erhöht und so gerade in klammen Phasen doppelt nützlich ist. Sie werden sehen, die ernüchternde Wirkung setzt sich auch gegen das sonst oft phobisch besetzte Finanzthema durch. Gönnen Sie Ihrem überreizten Gehirn täglich eine Dosis Mathematik.

Gegenlenken

In der Therapie bezeichnet man mentale Fertigkeiten, die zur psychischen Selbstregulation verhelfen, mit dem kurzen englischen Wort »*skills*«. Ein ausgezeichneter Skill zum Abschwächen überstarker oder deplazierter Gefühle geht so: Wir sollen genau das Entgegengesetzte von dem tun, wozu uns das Gefühl eigentlich bringen will. Indem wir bewusst »gegenlenken«, helfen wir unserem Gehirn beim Umschalten. Die Erregungs-Transmitter, die uns in die falsche Richtung hetzen, sollen dadurch zurückgedämmt, die Geistestätigkeit wieder in normale Bahnen gelenkt werden.

Was ist dabei zu tun? Führen wir uns zunächst nochmals die

vier Funktionsbereiche vor Augen, auf die sich unsere Gefühle aus-
wirken:

✖ Wahrnehmung
✖ Körper
✖ Denken
✖ Verhalten

Sie haben mit Arbeitsblatt 9 bereits herausgefunden, welche Emotionen Sie persönlich am stärksten belasten. Diese Gefühle wollen
wir abschwächen. Angenommen, es wäre die Angst. Jetzt stellen Sie
erst einmal fest, wie die Angst die vier anderen Bereiche beeinflusst:

Erstes Beispiel für Angst:

Meine Wahrnehmung: Ich nehme nur meinen beschleunigten Puls
wahr.
Meine Körperhaltung: Ich verkrampfe die Schultern.
Mein Denken: »Ich werde gleich umkippen.«
Mein Verhalten: Ich gehe in Rückzug, lege mich am besten ins Bett.

Und nun überlegen Sie, was das Entgegengesetzte wäre:

Meine Wahrnehmung: Ich schaue mir die Umgebung an.
Meine Körperhaltung: Ich lasse die Schultern kreisen.
Mein Denken: »Ich stehe sicher.«
Mein Verhalten: Ich beteilige mich am Gespräch oder erledige eine
Aufgabe.

Zweites Beispiel für Angst:

Meine Wahrnehmung: Da liegt ein widerlicher Brief vom Amt.
Mein Körper: Ich atme hektischer.
Mein Denken: »Das hat sonst immer mein Mann gemacht. Ich kann das nicht.«
Mein Verhalten: Ich verstecke den Brief.

Was ist das Entgegengesetzte?

Meine Wahrnehmung: Ich sehe mich erst einmal in der vertrauten Küche um.
Mein Körper: Ich atme tief ein und aus.
Mein Denken: »Wenn ich's nicht verstehe, frag ich jemanden.«
Mein Verhalten: Ich lese den Brief langsam durch.

Erstes Beispiel für Trauer:

Was macht Trauer mit mir?

Meine Wahrnehmung: Ich sehe, dass der Platz meiner Frau leer ist.
Meine Körperhaltung: Ich lasse den Kopf hängen.
Mein Denken: »Ich bin völlig einsam.«
Mein Verhalten: Ich lege mich ins Bett.

Was wäre das Entgegengesetzte?

Meine Wahrnehmung: Ich schaue die vielen Kondolenzkarten an, die man mir geschickt hat.
Meine Körperhaltung: Ich hebe den Kopf.

Mein Denken: »Bei welchem Freund sollte ich mich mal melden?«
Mein Verhalten: Ich nehme Kontakt auf.

Erstes Beispiel für Zorn:

Was macht Zorn mit mir? Was passiert in den vier Bereichen, wenn ich zornig bin?

Meine Wahrnehmung: Ich sehe die Stornierungen im Auftragsbuch.
Meine Körperhaltung: Ich spüre, dass ich die Stirn in Falten lege, die Mundwinkel ziehen sich nach unten.
Mein Denken: »Diese Arschlöcher in der Regierung versauen mir mein Geschäft!«
Mein Verhalten: Ich kippe drei Whiskys.

Was könnte ich stattdessen tun? Was wäre das jeweils Entgegengesetzte in allen vier Bereichen?

Meine Wahrnehmung: Ich nehme wahr, dass ich körperlich auf der Höhe bin – die Gesundheit ist noch nicht beeinträchtigt.
Meine Körperhaltung: Ich lockere die Gesichtsmuskeln.
Mein Denken: »Hält der Staat auch Hilfen für mich bereit?«
Mein Verhalten: Ich recherchiere im Internet.

Das Prinzip »Mach es entgegengesetzt« mutet zuerst leicht gekünstelt an – kein Wunder, unser natürlicher Impuls geht ja mit Macht in die andere Richtung. Nur ist »natürlich« nicht automatisch gesund. Manchmal kommt eines unserer Organe aus dem Takt. Wenn Ihnen Ihre Gefühle zu viel werden und drohen, Sie zu überwältigen, üben Sie Gegenlenken mit dem nächsten Arbeitsblatt.

Arbeitsblatt 10

Gefühle abschwächen: Mach es entgegengesetzt

Name und Datum: _____

Welches Gefühl will ich abschwächen (siehe Arbeitsblatt 9)?

_____

Wozu will das Gefühl mich drängen?

Meine Wahrnehmung:

_____

(eigene körperliche Fehlregulationen wie Schwindel, Puls, Ohrgeräusche; kritische oder gleichgültige Blicke anderer; Hässliches; Kaputtes; die Wahrnehmung, dass andere in mancher Hinsicht besser dran sind – oder gar keine Wahrnehmung mehr ...)

Mein Körper:

_____

(geduckt; abgewandtes Gesicht; hektische Atmung; verzerrte Mimik; geballte Fäuste; starre Glieder; starrer Blick ...)

Barbara Günther-Haug: *Den Boden unter den Füßen verlieren* © mvg Verlag

Mein Denken:

_____

(Ich bin krank; ich bin unfähig; die wollen mir was; das kann nur
mir passieren; es wird nie wieder gut; das ertrage ich nicht; ich
habe alles falsch gemacht; ich muss jetzt ganz schnell ganz viel tun;
ständig wollen die was von mir; die Welt ist schlecht – oder gar
kein Gedanke mehr …)

Mein Verhalten

_____

(Rückzug; Schweigen; Schreien; Shoppen; Alkohol; Frustessen;
Computerdröhnung; Streit; Meckern; Entschuldigen; Übereilen;
Non-stop-Action; alles allein machen; hinwerfen …)

**Anschließend notieren Sie für jeden Bereich das
Entgegengesetzte:**

Meine Wahrnehmung:

_____

(Präsenz: Das Schöne und Funktionierende finden: Die Blumen
am Fenster, die stabilen Möbel, die freundlichen Gesichter; die
annehmbaren Eigenschaften des Gegenübers (und sei es, dass er
gekämmt ist und ein sauberes Hemd trägt); in unspektakuläre Körperregionen hineinspüren: die Zehen, die Nasenspitze, die Fußsoh-
len, den Scheitel …)

Barbara Günther-Haug: *Den Boden unter den Füßen verlieren* © mvg Verlag

Mein Körper

(Richten Sie den Körper auf; lockern Sie die Muskeln; atmen Sie tief; lächeln Sie ein leichtes Lächeln …)

Mein Denken:

(Mein Kreislauf macht das schon; irgendwas werde ich wohl hinkriegen; ich habe diese und jene Ressource; langsam geht es voran; es darf weitergehen; ich informiere mich; ich versuche es einfach mal ; es geht auch mal ohne, ist ja nur für den Moment, ich schaffe das auch abstinent …)

Mein Verhalten

(Ich nehme mal teil, ich mache das mal mit; ich kann das kommunizieren; ich finde die passende Lautstärke; ich finde das für mich passende Tempo; ich fange klein an; ich erzähle mal einen Witz, selbst wenn nur ich lache; ich gönne mir eine Pause …)

Barbara Günther-Haug: *Den Boden unter den Füßen verlieren* © mvg Verlag

Kapitel 8

Im Würgegriff von Scham und Kränkung

Ein Schock-Erlebnis macht uns unter Umständen nicht nur krank, es *kränkt* uns buchstäblich. Unter Kränkung verstehen wir einen Angriff auf unser Selbst und die Werte und Ziele, für die wir uns bisher eingesetzt haben und die unserem besten Wissen und Gewissen entsprangen.

Ein Schock weckt brennende Fragen: Wie konnte so etwas passieren? Wenn wir gläubig sind: Wie konnte Gott das zulassen? Genau genommen wussten wir immer, dass das Elend auf der Erde groß ist und dass Gerechtigkeit, soweit ersichtlich, nur durch Eingriffe des Menschen zustande kommt. Die Natur fragt nicht nach dem Einzelnen. Aber wenn wir selbst getroffen werden, ist es doch ganz anders, ein harter Aufprall, ein Stoß, der uns heimtückisch, böswillig und grausam anmutet. Warum sollen wir uns weiter anstrengen, wenn einem im Nu alles zerstört werden kann? Warum nett sein, wenn Gott so gemein ist?

Oder geben wir uns selbst die Schuld? Versinken wir vor Scham im Boden, weil wir uns das Unheil selbst eingebrockt haben? So etwas kann immer vorkommen, wir alle machen Fehler, und manchmal haben sie schwere Folgen. Womöglich verlieren wir oder andere Geld oder Gesundheit, wir können vor Gericht landen, verurteilt werden – das Leben ist hart.

Aber selbst wenn wir tatsächlich und erwiesenermaßen versagt haben: Müssen wir uns deshalb für den Rest unserer Tage das Hirn zermartern? Uns selbst quälen? Aus Scham und Verzweiflung etwa, zwei Gefühlen, in denen wir regelrecht zu ertrinken drohen?

Wir sollten uns vor Augen halten: Die Folter ist im deutschsprachigen Raum abgeschafft. Wem sollte es etwas nutzen, dass wir uns fortwährend mit Vorwürfen martern? Wollen wir uns zugrunde richten? Das mag die Vergeltungsbedürfnisse des ein oder anderen befriedigen; zu mehr Einsicht und Wohlwollen führt es die Welt nicht. Und darum geht es: Wir selbst sollten uns mit Wohlwollen betrachten und zu der Einsicht kommen, dass Fehler mit zum Leben gehören, ja, auch unser Versagen und sogar der Tod.

Auch uns sollte es genügen, wenn wir nach Recht und Gesetz für unser Vergehen geradestehen. Und daher sollten wir uns selbst das menschliche Mitgefühl nicht versagen. Vorwürfe können einem das Leben vergällen, und ich möchte hier die Sinnfrage stellen: Was nutzt es uns, wenn wir an Groll oder Selbsthass festhalten? Kann Bitterkeit nicht ein ganzes Leben vergiften? Wir schützen letztlich uns selbst, wenn wir uns von solchen Gefühlen allmählich lösen.

Und bedenken Sie bitte auch, dass niemandem gedient ist, wenn wir unsere eventuellen Verfehlungen allen auf die Nase binden. Falls Sie, was durchaus vorkommt, zuweilen unter eine Art Bekenntniszwang geraten, suchen Sie sich einen Gegenwartsanker, der Sie an die Ressourcen des Schweigens erinnert. Wie wäre in diesem Fall ein Fisch als Schlüsselanhänger? Aber bitte schauen Sie dann nicht wiederum diesen Anker mit schlechtem Gewissen an, er dient zur Erinnerung, nicht als Verweis! Lächeln Sie dem Fisch schweigend zu – er wird schweigend zurück grüßen.

Gutes sehen, gütig sein

Scham und Reue dürfen uns nicht in die Enge treiben. Sie führen uns manchmal auf einen besseren Weg, dann sind sie nützlich und bis zu einem gewissen Grad wünschenswert. Wenn solche Gefühle bei Ihnen aber überhandnehmen, gehen Sie dagegen an. Schauen Sie dazu nochmals in Kapitel 7. Überschätzen Sie nicht Ihren Anteil an den Ereignissen, seien Sie nicht zu streng, verlangen Sie nicht das Unmögliche. Bedenken Sie: Genau genommen machen wir alle es im Leben so gut, wie wir es eben vermögen, sonst würden wir es ja anders machen.

Damit meine ich nicht, dass Sie sich und andere von vornherein von jeder Verantwortung freisprechen, schon gar nicht, wo es um kriminelle Handlungen geht, die jedermann außer schwer psychisch Kranken sofort als unrecht und verboten erkennt.

Aber davon abgesehen: Wir sollten zugeben – und es uns auch zugestehen –, dass es nicht leicht ist, durchs wilde Leben zu steuern. Wir müssen weitsichtig und kenntnisreich navigieren, es lauern viele Felsen und Untiefen, die auf keiner Karte verzeichnet sind. Kein Wunder, dass so manches Boot aufläuft, denn wenn die Eisberge erst in Sichtweite rücken, ist es meist zu spät. Was immer uns auch passiert ist, hätte es nicht genau so auch vielen anderen passieren können? Egal, ob es sich um eigenes Versagen oder unverdientes Leiden handelt?

Mir geht es darum, dass wir lernen, nach einem Schock unsere Enttäuschung zu verwinden – die Enttäuschung über uns selbst oder über das Schicksal. Vielleicht trifft es uns zum ersten Mal, vielleicht mussten wir aber auch seit der Kindheit mehr erdulden als andere Menschen. Rechten bringt uns da nicht weiter. Und ein Vergleich zeigt nur, dass wir uns nicht mit anderen vergleichen sollten.

Ein Schock-Erlebnis ist eine Erfahrung von Machtlosigkeit und

Ausgeliefertsein, die uns nachhaltig einschüchtert. Wenn wir vorher an Gerechtigkeit und Geborgenheit oder unsere eigene Kompetenz glaubten, so sehen wir jetzt vielleicht überall Schlechtigkeit, Torheit und Gefahr. Von der Utopie, in der wir die Welt für wunderbar gehalten hatten, stürzen wir ins Gegenteil, die Dystopie, in der alles abscheulich scheint. Oder wir ziehen uns ins Religiös-Esoterische zurück, in imaginäre Räume, die wir nach unseren Wünschen ausgestalten. Vielleicht brüten wir sogar über Rachegedanken.

All diese Ideen sind menschlich und verständlich, sollten aber kein Dauerzustand bleiben. Zu groß wäre die Gefahr von verzerrten Wahrnehmungen und Überzeugungen, die es uns erschweren, unser Leben zu bewältigen. Die Wahrnehmungsübungen haben gezeigt, wie wertvoll für uns alle ein klarer Blick ist. Wir alle können auf ein differenziertes Denken nicht verzichten. Macht das nicht auch Mut: Die Welt ist weder gut noch schlecht, sondern ungeheuer vielgestaltig, widersprüchlich, wechselhaft. Wir brauchen all unsere Geisteskräfte, wenn wir uns in ihr zurechtfinden wollen. Befallen von Kränkung und Scham mag es uns scheinen, als seien wir ein für alle Mal gebrochen und besiegt. Aber das stimmt nicht. Es ist noch sehr viel Gutes in uns und um uns herum. Noch schlägt unser Herz. Wollen wir das nicht anerkennen? Nutzen Sie das nächste Arbeitsblatt, um sich Rechenschaft abzulegen über so manche intakte Ressource.

Arbeitsblatt 11

Ressourcen sammeln

Name und Datum:_____

Ich habe Talente – hier nenne ich fünf oder mehr:
(Zum Beispiel Kochen, Handwerken, Handarbeiten, Rechnen, Schreiben, Autofahren, Redenhalten, Organisieren, Computern, Schwimmen, Gärtnern, Musizieren …)

_____

_____

_____

_____

Ich habe Tugenden – auch hier nenne ich fünf oder mehr:
(Zum Beispiel Hilfsbereitschaft, Treue, Zuverlässigkeit, Höflichkeit, Ordnungsliebe, Friedfertigkeit, Geduld, Tierliebe, Familiensinn, Sparsamkeit, Großzügigkeit, Humor …)

_____

_____

_____

_____

Barbara Günther-Haug: *Den Boden unter den Füßen verlieren* © mvg Verlag

Es gibt Menschen, die mir etwas bedeuten – hier nenne ich fünf oder mehr namentlich:
(Zum Beispiel Verwandte, Freunde, Kollegen, Künstler, Sportler, Politiker; darunter vielleicht sogar Menschen, die gar nicht mehr leibhaftig anwesend sind wie Sokrates, Mutter Theresa, Dostojewski, Marie Curie, Mozart, Darwin, Mascha Kaleko, Anne Frank, Nelson Mandela, Freddie Mercury – oder würden Sie sich lieber für Captain Picard, Scarlett O'Hara, Mary Poppins oder Frodo entscheiden? Sie sehen, die Auswahl ist groß …)

_____

_____

_____

_____

Ich habe gute Helfer – hier nenne ich nochmals fünf oder mehr beim Namen:
(Denken Sie neben Ihren Angehörigen auch an Ihre Putzfrau, Nachbarn, Anwältin, Ärztin, Automechaniker, Gärtner, Sekretärin, Vorgesetzte, Betriebsrat, Sozialarbeiter, Fußpflegerin – oder Ihr Hund …)

_____

_____

_____

_____

Barbara Günther-Haug: _Den Boden unter den Füßen verlieren_ © mvg Verlag

Kapitel 9

Wenn der Nervenmotor blockt und bockt

Ein Schock peitscht uns auf. Nicht nur akut, auch in der Folge leiden wir unter der Erfahrung, dass etwas ungezügelt über uns hereingebrochen ist. Wir sind wie umprogrammiert auf Flucht und Kampf. Der konstante Habachtmodus raubt Kraft und führt zu unangenehmen Spannungssymptomen, die wir scheinbar nicht abschütteln können. Wenn wir bestürzt feststellen, dass jetzt auch noch unsere Nerven außer Kontrolle sind: Wie behaupten wir uns in solch aufgelöster Verfassung im Leben? Steuern wir nicht geradewegs ins nächste Desaster?

Ich darf Ihnen raten: Bewahren Sie ruhig Blut. Momentan sitzen Sie hier und lesen. Nutzen Sie diesen Augenblick verhältnismäßiger »Betriebsruhe«, um einmal Ihre »Nerventechnik« zu warten.

Der Mythos der Gelassenheit

Wären wir nicht alle gern wie Buddha? Wie schön wäre es, wenn wir gelassen in uns ruhten – egal, was uns widerfährt. Dem steht allerdings eine Tatsache entgegen: Homo sapiens ist von Natur aus ein nervöses Tier, einerseits schreckhaft, andererseits rasch gelangweilt und stets auf der Suche nach neuen Anregungen. Manche

Menschen brechen lieber einen Streit vom Zaun, als dass sie gar nichts tun. Von daher ist die vielbeschworene Gelassenheit eher Wunschbild als realistisches Ziel.

Nur zu gern sorgt die Schaltzentrale im Kopf für Störfeuer, sie lässt uns erröten, erblassen, zittern, schwitzen oder im entscheidenden Moment stottern. Solche Zustände lieben wir nicht, wir halten sie für Zeichen von Schwäche. Denn wir sehen ja dauernd Filme, in denen Kommissare und Ärzte in den größten Kalamitäten einen kühlen Kopf bewahren. Das wird uns vorgeführt, wird uns zur Richtschnur. Echtes Leben ist anders. Die meisten Kollegen hoffen inständig, dass sie die grauslichen Notfälle, wie sie auf Kinoleinwänden gezeigt werden, nie erleben müssen. Profis sind für vieles gerüstet, doch wenn es hart auf hart kommt, kann es selbst alte Hasen erwischen. Psychotraumata sind in Gefahrenberufen nicht selten.

Wir sollten uns daher nicht schämen, wenn wir nach einem erlittenen Schock für eine Weile merklich angeschlagen sind. Dann ist schon viel getan. Selbstverständlich möchten wir das Übermaß an Spannung, das in unser System gefahren ist und dort weiterbesteht, so weit wie möglich reduzieren. Oben habe ich geschrieben, dass im Moment des akuten psychischen Notfalls nach dem Schock-Ereignis ein Kognak oder Schnaps eine wohltuende Wirkung entfalten kann. Bitte nehmen Sie ernst, dass ich da das Wort »ein« untergebracht habe, denn mit Alkohol werden wir, trotz der Erleichterung, die mit dem Genuss einhergeht, vorsichtig sein: Alkohol kann die mentalen Selbstheilungsprozesse durchkreuzen und am Ende das einzige Mittel sein, das noch zu helfen scheint. Dann klammern wir uns aber an den falschen Strohhalm. Dasselbe gilt für andere Substanzen mit Suchtpotenzial. Echte Ruhe ist etwas anderes: eine vom Gehirn selbst erreichte neurobiologische Balance. Und die lässt sich nicht im Handstreich erzwingen, denn Lockerheit ist nun einmal das Gegenteil von Zwang.

Hinzu kommt: Nach dem Schock wissen wir oft gar nicht mehr, wie unsere Grundnervosität früher im Leben beschaffen war. Wer dann krampfhaft Ruhe sucht, mag verkennen, dass er von seiner Veranlagung her vielleicht nie der ruhige Typ war. Besser ist, wir akzeptieren eine gewisse »gutartige« Grundnervosität. Das gilt schon für normale Zeiten, aber erst recht für die Phase nach einem Schock. Entkatastrophisieren wir unsere Symptome, statt uns dafür zu genieren.

Wenn jemand Sie auf Ihre flatternden Hände anspricht – kommt ja leider vor –, zucken Sie lächelnd die Achseln. Sagen Sie nur: »Geht schon.«

Und machen Sie dann einfach weiter. Regen Sie sich nicht lange über die Kommentare der Mitmenschen auf, fühlen Sie sich nicht ertappt oder bloßgestellt. Sie würden nur noch mehr Adrenalin ausschütten. Lassen Sie es durchgehen. Es war doch nur eine kleine Anmerkung, wie sie uns selbst gelegentlich rausrutscht, ohne große Bedeutung. Im Übrigen: Warum sollten wir immer top reguliert sein? Lebendige Organismen sind unablässig im Wandel. Wir können auch nervös gute Leistung bringen. In unseren Krankenhäusern wäre nichts los, wenn nur einwandfrei gelassene Ärzte und tiefenentspannte Schwestern zur Arbeit erschienen. Das gilt auch für alle andern Branchen. Um sich nicht wie das Schlusslicht zu fühlen, können Sie Ihre Mitmenschen spaßeshalber mal auf Anzeichen von Unruhe scannen, die Ihnen bisher vielleicht entgangen sind, weil Sie so sehr mit Ihren eigenen Themen beschäftigt waren. Ich garantiere Ihnen, Sie werden feststellen, dass *alle* manchmal nervös sind, jeder auf seine Art. Und das ist in Ordnung.

Um es unseren geplagten Nerven nach dem Schock leichter zu machen, können wir auf jeden Fall drei Dinge beachten:

1) Planen Sie für Ihre Aktivitäten genug Zeit ein. Stopfen Sie den Tag nicht zu voll. Setzen Sie Prioritäten und Ihre Gesundheit dabei an erste Stelle. Wir wollen mit den Ressourcen haushalten. Fahren Sie bei Gelegenheit in Urlaub, bewegen Sie sich in schöner Umgebung, ohne es sportlich zu übertreiben.

2) Mischen Sie Phasen der Ruhe und der Beschäftigung, dann sinkt die Anspannung. Wenn Sie nur Herumsitzen, bringt Sie das am Ende noch auf dumme Gedanken, und wer immer nur schuftet, der fühlt sich unweigerlich irgendwann ausgelaugt. Im Idealfall haben Sie eine erträgliche Arbeit, die ablenkt und erfreuliche Resultate bringt. Ansonsten erledigen Sie derzeit lieber die langweiligen als die besonders aufregenden Sachen.

Wenn Sie mit einer Aufgabe befasst sind, bei der Sie in Ruhe etwas studieren und analysieren, dann ist das für Sie besonders gut. Riskantes Spekulieren und Improvisieren ist weniger geeignet. Scheuen Sie sich nicht, eine passende Aufgabe von der Chefin zu erbitten, nicht als Dauerlösung, sondern nur für die Phase der Erholung. Oft stößt man direkt auf Verständnis, ansonsten dürfen Sie gerne auch Arzt oder Betriebsrat einschalten.

3) Nutzen Sie Gegenwartsanker in den kleinen Schrecksekunden des Alltags. Sehr gute Erfahrungen habe ich außerdem mit dem Igelball oder dem Knautschball gemacht, in die Sie Ihren Stress hineinkneten können. Vielleicht beherrschen Sie bereits ein Entspannungsverfahren wie Progressive Muskelrelaxation oder Qigong. Falls nicht, empfehle ich Ihnen im nächsten Abschnitt das Konzept der Achtsamkeit, mit dem ein überhastetes Gehirn entschleunigen kann.

Mit Achtsamkeit das Getriebe justieren

Das zentrale Nervensystem, bestehend aus Gehirn und Rücken-mark, schickt elektrische Impulse durch lange Leitungsbahnen bis in die entlegensten Körperregionen. Irgendwann sind die Batterien leer und müssen durch Schlaf und Essen wieder aufgeladen werden. Solange dieses Wechselspiel gelingt, ist alles gut. Wenn wir allerdings geistig oder praktisch mit zu vielen Dingen gleichzeitig beschäftigt sind, kommen sich die Abläufe ins Gehege. Dies geschieht bei uns allen – auch weil der Mensch ein widersprüchliches Geschöpf ist, das im selben Augenblick vollkommen gegensätzlichen Wünschen nachjagen kann. Dann entsteht innerer Widerstreit, eine sogenannte Ambivalenz. Zwei kraftvolle Triebe, die sich gegenseitig blockieren, stauen den inneren Fluss und erzeugen eine Spannung, genau wie der Widerstand im elektrischen Stromkreis.

Eine zu hohe Grundspannung erhöht die Anfälligkeit für Panik-attacken und raubt uns einen Teil unserer Geschmeidigkeit: Wir merken richtig, wie wir starrer oder zittriger werden. Um es nicht so weit kommen zu lassen, sollten wir unsere Körpersysteme hin und wieder bewusst synchronisieren, also in einen gesunden Ein-klang bringen. Das ist gerade dann wichtig, wenn es der Organis-mus unter dem Einfluss posttraumatischer Programme noch nicht gut allein schafft.

Lassen Sie sich vor allem Zeit: Bitte meinen Sie nicht, wir wür-den durch schnelleres Rennen die Wölfe rascher abschütteln. Vor der eigenen Spannung kann niemand davonlaufen. Was ich Ihnen daher empfehlen möchte, ist, dass Sie eine Weile in Deckung gehen, sich häufiger als sonst Verschnaufpausen zugestehen, selbst wenn der Geist noch ein paar Haken schlagen und weiterhetzen will. Und legen Sie sich eine Grundhaltung zu, die man als Achtsamkeit bezeichnet.

Lassen Sie mich genauer erklären, was damit gemeint ist: Wir profitieren davon, wenn wir unser Seelensystem hin und wieder in den Grundmodus bringen – als wäre es ein technisches Gerät, das wir in die »Werkseinstellung« zurücksetzen. Wie man das macht? Indem wir unsere Aufmerksamkeit bewusst von den zahllosen komplizierten Dingen, die uns in Spannung halten, abwenden. Stattdessen befassen wir uns fünf Minuten – nein, nicht mit nichts, denn das ist auf Knopfdruck schwierig –, sondern mit einem ganz natürlichen, grundlegenden körperlichen Geschehen wie zum Beispiel dem Atmen, Sitzen oder Gehen.

Jetzt gewinnt eine neue Qualität, was wir dauernd tun, aber nie beachten. Eben das rücken wir jetzt ins Zentrum der Aufmerksamkeit. Warum? Zum einen soll sich der Geist sammeln, geraderichten, glätten wie ein See, in den ein Stein gefallen ist. Denn streichen wir ja auch nicht glatt, sondern wir warten, bis die Wasseroberfläche zur Ruhe gekommen ist. Und zum anderen wollen wir unser einmaliges Dasein würdigen. Genau in diesem Moment gibt es uns, dann wollen wir uns auch spüren, denn außer uns selbst haben wir nichts. Wir sind biologische Wesen, unterliegen Naturgesetzen und leben länger und besser, wenn wir dieser Tatsache Rechnung tragen. Ganz grundsätzlich wird unser Geist entlastet, wenn er präsent und achtsam bei einer Sache sein darf. Wir wollen sehen, was es zu sehen gibt, und tun, was es zu tun gibt, immer eins nach dem andern, wach und fokussiert.

Das Konzept klingt nach guter Einteilung, aber natürlich lebt niemand im Glashaus. Ständig prasseln Reize auf uns ein, wollen verarbeitet und beantwortet werden. Dann sind wir überstimuliert, und die Nervosität wächst. Für solche Momente sollten wir Achtsamkeitstechniken parat haben, die das Gehirn aufräumen.

In der Folge zeige ich Ihnen, wie einfach die grundlegenden Ansätze sind. Achtsamkeit möchte in Ruhe erlernt werden, damit sie später in stressigen Situationen funktioniert. Jeder Klavierspieler will sein Stück im stillen Kämmerlein beherrschen, bevor er sich damit ins Rampenlicht traut. Also heißt es üben. Wer sechs Wochen lang täglich Zeit für Achtsamkeit einplant, wird erleben, wie sich die Geistestätigkeit mit solchen Techniken immer besser regulieren lässt.

Achtsamkeitsübungen gibt es für jeden Geschmack. Weil die Anspannung gern kommt, wenn man sich in Gesellschaft befindet (in Teamsitzungen, Wartezimmern, auf umtriebigen Einkaufsmeilen oder Partys) sind Atemübungen besonders nützlich, denn die kann man unauffällig jederzeit einschieben. Versuchen Sie einmal diese:

Den Atem zählen:

Eigentlich atmen nicht wir, sondern es atmet in uns. Das Zwerchfell, ein Muskel, der sich quer zwischen Brust- und Bauchraum aufspannt, zieht mit seinen Kontraktionen die Lunge auseinander, so dass ein Unterdruck entsteht und Luft durch die Nase einströmt. Entspannt das Zwerchfell, schnurrt die Lunge zusammen, Abluft wird hinausgepresst. Wir können auf dies Geschehen kurzzeitig Einfluss nehmen und bewusst atmen, bis der Atemreflex sich wieder verselbständigt und zuverlässig den Körper belüftet, sogar während wir reden und singen.

Bei unserer Übung wollen wir achtsam den Atem verfolgen und zählen, doch soll die Beobachtung den Prozess nicht stören. Anfangs ist das schwierig. Je öfter man es aber probiert, umso gewohnter wird es: Das Zwerchfell atmet, der Kopf zählt diskret mit, nicht mehr und nicht weniger. Wenn Sie zu Hause sind, suchen Sie sich einen angenehmen Ort, nehmen Sie Platz. Spüren Sie Ihren

Atem und denken Sie: »Ein eins – aus eins. Ein zwei – aus zwei. Ein drei – aus drei.«

Und so fahren Sie weiter fort bis Sie zehn zählen, dann beginnen Sie von vorn. Wenn Sie durcheinanderkommen, beginnen Sie bitte ebenfalls von vorn. Sollten störende Gedanken auftauchen, lassen Sie sie einfach ziehen und kehren Sie zum Zählen zurück. Das Ganze darf leise ablaufen, also schnaufen Sie dabei nicht wie eine Dampflok. Machen Sie das fünf Minuten lang.

Die Schritte zählen

Sie können im Gehen Ihre Schritte zählen, auch immer bis zehn und dann von vorn. Sie können achtsam mit bestimmten Schrittlängen laufen oder sitzend Ihre Körperhaltung ausrichten vom Scheitel bis zur Sohle. Auch Balancieren erfordert Achtsamkeit, probieren Sie es mit dem Kuli auf der Fingerspitze, erst quer, später längs. Es gibt handliche Geduldsspiele, bei denen man Kügelchen in Löcher praktizieren muss. Sie finden viele weitere Anregungen im Internet. Stellen Sie sich zu Beginn einen Wecker, damit sie ein Gefühl für die fünf Minuten entwickeln. Da für den erwünschten geistigen Neutralisierungseffekt zunächst eine Weile trainiert werden muss, benutzen Sie zur Motivationsstärkung eine App oder das hier folgende Arbeitsblatt 12.

Arbeitsblatt 12

Motivationsprotokoll Achtsamkeit

Name und Datum:_____

Um demnächst auch für spannungsreiche Situationen gewappnet zu sein, sollten Sie sich einige Wochen lang täglich drei Mal für fünf Minuten in der Achtsamkeit üben. Leider sind viele Tage schon vorbei, ehe sie richtig begonnen haben. Dann hat man bis zum Abend vielleicht zwanzig Zigaretten geraucht, aber kein einziges Mal die Achtsamkeit trainiert. Hier schafft ein Motivationsprotokoll Abhilfe.

Motivationsprotokoll

Datum	Uhrzeit	Erledigt? Bitte ankreuzen:
1.1.20xx	7.30	☐ **+** / ☐ **–**
	12.30	☐ **+** / ☐ **–**
	19.30	☐ **+** / ☐ **–**

Schreiben Sie jetzt Ihren persönlichen Wochenplan:
    Welche Achtsamkeitsübung will ich jeweils fünf Minuten wann machen?

_____

Wochenplan:

Datum   Uhrzeit   Erledigt?

_____   _____   ☐ **+** / ☐ **–**

_____   _____   ☐ **+** / ☐ **–**

_____   _____   ☐ **+** / ☐ **–**

Datum   Uhrzeit   Erledigt?

_____   _____   ☐ **+** / ☐ **–**

_____   _____   ☐ **+** / ☐ **–**

_____   _____   ☐ **+** / ☐ **–**

Datum   Uhrzeit   Erledigt?

_____   _____   ☐ **+** / ☐ **–**

_____   _____   ☐ **+** / ☐ **–**

_____   _____   ☐ **+** / ☐ **–**

Datum	Uhrzeit	Erledigt?
_____	_____	☐ **+** / ☐ **−**
_____	_____	☐ **+** / ☐ **−**
_____	_____	☐ **+** / ☐ **−**

Datum	Uhrzeit	Erledigt?
_____	_____	☐ **+** / ☐ **−**
_____	_____	☐ **+** / ☐ **−**
_____	_____	☐ **+** / ☐ **−**

Datum	Uhrzeit	Erledigt?
_____	_____	☐ **+** / ☐ **−**
_____	_____	☐ **+** / ☐ **−**
_____	_____	☐ **+** / ☐ **−**

Datum	Uhrzeit	Erledigt?
_____	_____	☐ **+** / ☐ **−**
_____	_____	☐ **+** / ☐ **−**
_____	_____	☐ **+** / ☐ **−**

Kapitel 10

Das Gefühl der Sicherheit kultivieren

Wenn ein Baby oder Kleinkind gut geborgen aufwachsen darf, entwickelt es ein Gefühl der Sicherheit. Neurobiologisch betrachtet, bedeutet dies: Werden die körperlichen und seelischen Bedürfnisse des Kindes verlässlich beantwortet und hat es keine belastende Krankheit, dann erhält sein Gehirn vielfach Gelegenheit, »Wohlfühltransmitter« auszuschütten, und es werden die entsprechenden Systeme sozusagen herangezüchtet. Allein der Anblick der Mutter, von der das Kind sich die bewährte Hilfe erhofft, wirkt bald tröstlich und regt den Ausstoß positiver Transmitter an. Umgekehrt wird bei einem Kind, das schlecht versorgt oder gar misshandelt wurde, die Biochemie der Angst und Wut besonders stimuliert, sodass die entsprechenden Reaktionen mit der Zeit immer intensiver ablaufen und ebenfalls leicht zu aktivieren sind.

Glückliches Gehirn, das in der Kindheit Gelegenheit hatte, die neuronalen Strukturen für kraftvolle gute Gefühle auszubilden! Das ist ein Geschenk fürs Leben. Wenn sich die Psyche tagsüber auch erschreckt und gefürchtet hat, so reicht abends doch der Anblick der gemütlichen Wohnstube, um sich wieder sicher zu fühlen. Menschen, die nicht mit einem solchen Seelenkostüm gesegnet wurden, gewöhnen sich nicht selten an den Konsum von Alkohol oder anderen Drogen, um ihrem Gehirn die ersehnten Wohlfühltransmitter zu entlocken.

Am nächsten Morgen kommt aber der Kater. Denn der erzwungene Ausstoß von »guten Transmittern« über die eigentlichen Verhältnisse des Psychohaushalts hinaus führt zu einem Mangelzustand, der erst recht unangenehm ist. So kann Sucht entstehen.

Wir haben bereits verschiedene Methoden angeschaut, wie wir unsere Emotionen mit geistigen Mitteln (damit ist jetzt kein Schnaps gemeint) in gute Bahnen lenken können. Ergänzend wollen wir uns speziell dem so wichtigen Gefühl der Sicherheit widmen, das den Gesunden unbewusst begleitet, durch eine Schock-Erfahrung aber schweren Schaden nehmen kann. Zuvor optimistische Menschen können durch den Schock vielleicht zu furchtsamen Pessimisten werden. Schließlich gibt es keine Garantie dafür, dass, was einmal passiert ist, sich nicht wiederholen wird. Die Wahrscheinlichkeit mag gering sein, ist aber eben nicht gleich Null.

Mit diesen prinzipiell nicht falschen Gedanken im Kopf wachsen Angst und Misstrauen und nagen am Seelenfrieden. Kann man nach einer Schock-Erfahrung das Gefühl der Sicherheit jemals zurückgewinnen?

Die Antwort lautet: Ja. Das Gefühl der Sicherheit lässt sich ebenso kultivieren wie etwa eine menschenfreundliche Grundeinstellung, obwohl bekanntlich nicht alle Menschen Engel sind. Dazu müssen wir zunächst ein paar typische Argumente entkräften, die das ursprünglich ja wohlbekannte Gefühl der Sicherheit unterminieren. Zugegeben: Totale Sicherheit gibt es auf dieser Erde nicht. Trotzdem ist das Gefühl der Sicherheit in normalen Zeiten angebracht und wichtig, sonst wittern wir zu viele Gefahren an allen Ecken und Enden und wagen uns zum Schluss vielleicht gar nicht mehr aus dem Haus. So machen wir uns fertig.

Wenn die realen Gefahren gering sind, wollen wir zufrieden sein und nichts Böses argwöhnen. In manchen Zusammenhängen ist uns das völlig klar: So soll zum Beispiel nicht auf jedem Marktplatz ein Panzer stehen, nur weil ja irgendein Feind einfallen *könnte*. Das wäre unverhältnismäßig. Und diese Verhältnismäßigkeit sollten wir bei unserem Gefühlshaushalt ebenfalls walten lassen.

Das Gefühl der Sicherheit ist in normalen Zeiten keine trügerische Illusion, sondern angebracht und eine große Ressource, obwohl es nur ein Gefühl und keine knallharte Gewissheit ist. Darf ich Ihnen ein Beispiel nennen: Der Straßenverkehr ist nicht hundertprozentig sicher. Aber wer fährt besser Auto – der, der immer an mögliche Unfälle denkt? Oder wer sich darauf verlässt, dass er selbst und die anderen Fahrer schon die nötige Umsicht mitbringen werden?

Das Gefühl der Sicherheit soll natürlich mit gesundem Menschenverstand einhergehen. Nachts um vier in der U-Bahn mit lauter Betrunkenen ist es wirklich nicht sicher, und man hüte sich vor solchen Situationen. Es gibt Menschen, die ihren latenten Ängsten mit »kontraphobischem Verhalten« begegnen; das heißt, sie sind risikofreudig »auf der Flucht nach vorn«.

Gerade nach Schock-Erfahrungen gehen manche Betroffene aufs Ganze nach dem Motto: Da die Welt sowieso beschissen ist, kann ich jetzt ja Kopf und Kragen aufs Spiel setzen. Wirklich wohl ist ihnen dabei aber nicht, sie stehen unter Dauerspannung und handeln sich womöglich das nächste Unglück ein. Man wird auf diese Art und Weise auch nicht mutiger. Im Gegenteil, meist bricht die Erregung am Ende doch als Panikattacke durch.

Mutiger wird man hingegen, indem man in kleinen Schritten und mit sicherem Boden unter den Füßen zu echten Kompetenzen und Erfolgserlebnissen gelangt. Dies ist keine Sache des Augenblicks, sondern ein langer Lernprozess. Lernen wir jetzt, das Gefühl der Sicherheit aufzupäppeln.

Reale Ressourcen der Sicherheit erkennen

Nach einem Schock und in der Angststörung fokussiert man auf alles Bedenkliche, Unsichere und lässt die Ressourcen außer Acht. Wer einen Einbruch erleben musste, erschreckt in der Folge vielleicht bei jedem unbedeutenden Knacken oder möchte gar nicht mehr zurück in die eigenen vier Wände aus Ekel, Zorn und Angst. Meistens haben wir aber keine andere Wahl. Also sollten wir zum einen solche belastenden Gefühle mit den Skills aus Kapitel 7 abschwächen – und zum andern unsere realen Ressourcen der Sicherheit würdigen und ausbauen.

Wir wollen Gefahren weder ignorieren noch überschätzen, sondern sinnvolle Maßnahmen ergreifen. Lassen Sie sich polizeilich beraten, investieren Sie in Ihren persönlichen Schutz, und wenn dann alles gut in Schuss ist, atmen Sie auf. Nicht nur Schlösser und Riegel, auch viele andere Einrichtungen tragen jeden Tag zu unserer Sicherheit bei. Mit Arbeitsblatt 13 üben wir, die sicherheitsspendenden Faktoren unseres Alltags beruhigend wahrzunehmen.

Arbeitsblatt 13

Meine Ressourcen der Sicherheit

Name und Datum: _____

In aller Welt gilt Deutschland als besonders sicheres Land, deshalb strömen viele Menschen aus allen Richtungen hierher. Und es stimmt: Die meisten von uns sind um einen hohen Sicherheitsstandard bemüht. Ingenieure bauen stabile Häuser und Maschinen, das Gesundheitswesen überwacht die medizinische Versorgung, Daten werden geschützt, ein durchdachtes Sozialwesen unterstützt die Bedürftigen.

Natürlich hat all dies leider die Ihnen zugestoßene Schock-Erfahrung nicht verhindert. Und das System könnte immer noch besser sein. Trotzdem verfügen wir über einigen Schutz.

Machen Sie sich bewusst, welche Ressourcen der Sicherheit Ihnen aktuell zur Verfügung stehen. Dabei gilt es, auch das scheinbar Selbstverständliche zu würdigen. Denken Sie zum Beispiel daran, dass das Dach dicht ist, Heizung und Strom funktionieren, dass Sie monatlich sichere Kontoeingänge haben, gute Ärzte, Beratungsstellen, sauberes Trinkwasser, gute Versicherung, Fensterschlösser …

Was ist Ihnen besonders wertvoll?

_____

_____

Barbara Günther-Haug: *Den Boden unter den Füßen verlieren* © mvg Verlag

_____

_____

_____

Außerdem überlegen Sie bitte, an welchen Stellen Sie in sinnvoller Weise auf Ihre persönliche Sicherheit und die Ihrer Familie achten: Sie sind nüchtern am Steuer, fahren Fahrrad mit Helm, gärtnern mit Handschuhen, nehmen Schutzimpfungen wahr, schützen den Computer mit einer sicheren Firewall ...

Worauf achten Sie bereits?

_____

_____

_____

_____

_____

Barbara Günther-Haug: _Den Boden unter den Füßen verlieren_ © mvg Verlag

Das Gefühl der Sicherheit durch Imaginationen stärken

Die krisengeschüttelte Menschheit verschafft sich das Gefühl der Sicherheit seit Urzeiten vor allem durch Imaginationen. Eine überbordende Fantasie ist nicht gemeint, sondern vielmehr die wohltuenden Früchte unserer kollektiven Vorstellungskraft – und in diesem Wort möchte ich die »Kraft« gerne hervorheben.

Wie wichtig es ist, dass man sich etwas Positives vorstellen kann, haben wir weiter oben bereits bei den Gegenwartsankern gesehen. Allerdings müssen wir die Sache wieder klug anfangen. Was ich meine, wird deutlich, wenn wir an den Gebrauch von Amuletten denken, Totems, Reliquien und dergleichen: Indem man sich vorstellt, dass uns dank eines Talismans nichts mehr zustoßen kann, fühlen wir uns sicherer. Der Nachteil dabei: Wenn wir uns von Glücksbringern echte Magie versprechen, bezahlen wir das Gefühl der Sicherheit mit unserem Realitätssinn, denn es gibt in Wahrheit keine Zauberei. Somit machen wir einen schlechten Tausch. Ein bisschen »verrücktspielen« kann allerdings spaßig und erholsam sein, solange wir einen Fuß auf festem Ufer behalten. Der Aberglaube darf nur nicht ins Kraut schießen, sonst macht er uns unglücklich. Zu Beginn sind wir noch stolz auf unsere Sprüchlein und Mittelchen. Aber irgendwann kehrt sich der Realitätsverlust gegen uns, bis wir plötzlich fürchten, dass Zombies aus den Gräbern steigen. Lassen wir es lieber nicht dazu kommen. Die Welt hat viele Probleme, Zombies gehören nicht dazu.

Versuchen wir es anders. Im letzten Abschnitt ging es um reale Ressourcen der Sicherheit. Jetzt möchten wir das dazu passende Gefühl kraft (sic!) unserer Fantasie noch verstärken. Dazu begeben wir uns einmal gemeinsam ins Reich der Künste. Dort müssen wir unseren prüfenden Verstand nicht aufgeben, um in den Genuss schöner Gefühle zu kommen. Von Schauspielerei und Literatur ist bekannt, welch starke Wirkung Imaginationen auf unsere Seele haben. Wir wissen, dass alles nur ausgedacht ist, aber wir lachen und weinen trotzdem. Das Gefühl ist echt.

Wir können jetzt also einen Krimi lesen, in dem der Detektiv jeden Übeltäter verlässlich zur Strecke bringt, oder eine Arztserie schauen, in der alle Patienten am Ende tatsächlich kuriert werden. Wohl weiß unser Verstand, dass es in Wirklichkeit meist anders ist – der Produktion von Geborgenheitstransmittern tut das keinen Abbruch, sofern die Geschichte nicht allzu weit hergeholt oder langweilig ist.

Weil wir manchmal gerade dann das Gefühl der Sicherheit brauchen, wenn wir bei schon gelöschtem Licht im Bett liegen, sollten wir uns für diesen Moment ohne Buch und Fernseher auch ein paar eigene Ideen zurechtlegen. Vielen Leuten gefällt die Vorstellung von einem Ort, der sowohl sehr schön als auch vollkommen sicher ist. Dieser Ort kann real sein und – je nach Vorliebe – am Meer, im Wald oder Gebirge liegen. Sie dürfen aber auch etwas erfinden: ein Feenreich, ein Raumschiff, einen eigenen Stern, eine Unterseekapsel. Schmücken Sie Ihren Ort mit vielen netten Einzelheiten, das vertieft Ihr Empfinden (ein gut ausgestatteter Film löst mehr aus als die Billigproduktion). Achten Sie dabei auf eine verlässliche Grenze, damit nichts und niemand Sie ungebeten stört. Die Grenze kann aus Holz und Steinen bestehen, aber auch eine Wasserwand sein oder ein Zauberbann (in der Fantasie gibt es nämlich Magie, dort ist sie zu Hause).

Stellen Sie sich an Ihrem sicheren Ort lieber keine anderen Menschen vor, die sind immer so unberechenbar, aber vielleicht ein Tier Ihres Herzens und einen reichhaltigen Picknickkorb. Nutzen Sie Arbeitsblatt 14 für einen kreativen Entwurf.

Arbeitsblatt 14

Mein sicherer innerer Ort

Name und Datum:_____

**Denken Sie sich zunächst einen schönen Ort aus.
Schreiben Sie hier auf, was Ihnen einfällt:**

_____

_____

_____

Jetzt geben Sie dem Ort geeignete Grenzen:

_____

_____

_____

Manchmal merkt man, dass sich in die eigene Fantasie etwas Unerwünschtes einschleichen will. Dann nutzen Sie einfach den Einfluss, den wir auf unsere Vorstellungskraft haben. Rücken Sie das Bild bewusst so zurecht, dass es Ihnen wieder zusagt. Jetzt vertiefen Sie Ihre Imagination mit folgenden Fragen:

Was sehe ich Wohltuendes an meinem sicheren inneren Ort? Seien Sie einfallsreich:

_____

_____

_____

Was höre ich Wohltuendes?

_____

_____

Was rieche ich Wohltuendes?

_____

_____

Was fühle ich Wohltuendes?

_____

_____

Dieser wunderbare Ort gehört nur Ihnen, und da er in Ihrem Inneren liegt, können Sie ihn aufsuchen, wann immer Sie Ihr Gefühl der Sicherheit wachrufen wollen. Wenn Sie Lust haben, können Sie ihn auch malen.

Barbara Günther-Haug: _Den Boden unter den Füßen verlieren_ © mvg Verlag

Kapitel 11

Verstörte Seele
stört den Körper

Psychische Spannung ergreift den gesamten Organismus. Wenn unser Geist stark gefordert ist, egal ob vor Prüfungen, Reisen oder weil wir verliebt sind, rüttelt uns das körperlich durch. Solange die Belastung sich in Grenzen hält, erholen wir uns bald wieder. Ein Schock aber kann all unsere Körpersysteme nachhaltig aus dem Takt bringen.

Nein, es ist keine Einbildung

Wie es so ist: Störungen in der Chefetage machen sich im ganzen Betrieb bemerkbar, besonders an vorbestehenden Schwachstellen. Wer schon vor der Schock-Erfahrung mit Reizdarm zu tun hatte, bekommt jetzt erst recht Bauchweh. Wer zu Verkrampfungen der Rückenmuskulatur neigte, spürt die verhassten Schmerzen. Menstruationsbeschwerden nehmen zu, Migräne meldet sich häufiger, die Haut schuppt oder produziert Pickel, das Zahnfleisch blutet. Alles hängt mit allem zusammen.

Nun ist es in Gesundheitsfragen die Kunst, nicht zu viel und nicht zu wenig zu tun – weder phobisch noch kontraphobisch. Wir wollen nicht über harmlose Unregelmäßigkeiten erschrecken, das erhöht die innere Anspannung unnötig und kann zu den bekannten Teufelskreisen führen. Wir dürfen aber auch keine bedenklichen Anzeichen übersehen. Da ein Schock keine Kleinigkeit ist und wir uns nicht von innen kennen, kann man ruhig mal die Hausärztin aufsuchen. Erzählen Sie ihr kurz von Ihrem Schicksalsschlag. Sie versteht dann schon, warum Sie kommen. Natürlich berichten Sie auch von eventuellen Krankheitssymptomen. Peinlichkeitsgefühle sind unnötig. Empfehlenswert sind Blutdruckmessung, EKG und ein Labor mit Blutbild, Blutzucker, Schilddrüsenwerten, Leberwerten und dem üblichen Programm, einfach um Folgeprobleme frühzeitig auszuschalten.

Sollten Sie noch keinen Hausarzt haben, machen Sie jetzt trotzdem einen Termin bei einem Allgemeinmediziner oder Internisten. Sie lernen sich dann eben neu kennen und gewinnen einen wichtigen Ansprechpartner. Obwohl Ärzte oft in Eile sind, horchen sie auf, wenn jemand von einem traumatischen Erlebnis berichtet. Gehen Sie auch zum Zahnarzt, vor allem bei Beschwerden. Zwar haben viele Menschen Angst vor dem Zahnarzt, aber erstens ist die Behandlung heute dank moderner Methoden wirklich erträglich, und zweitens gibt es Zahnärzte, die auf ängstliche Patienten spezialisiert sind.

Falls man Ihnen Medikamente verordnet, fragen Sie ruhig nach, was es damit auf sich hat; vor allem, wenn Sie schon andere Mittel nehmen und Wechselwirkungen befürchten. Grundsätzlich verdienen die heutigen Medikamente – ja, auch im Bereich der Psychiatrie – Vertrauen. Sie sind erprobt und bringen oft den ersehnten Aufschwung. Lieber hin und wieder eine Ihnen bekömmliche Tablette einnehmen, als hartnäckige Kopf- oder Gelenkschmerzen zu riskieren. Aushalten bringt wenig, und am Ende setzt sich eine Entzündungsneigung fest. Sollte die Ihnen angeratene Dosierung nicht ausreichend wirken, gehen Sie wieder in die Sprechstunde.

Wenn Sie für Ihren Körper sorgen, wird Ihre Gesundheit es Ihnen danken. Man muss zugeben, dass Arztbesuche mehr Stress als Spaß bedeuten. Aber was soll's, die Waschmaschine füllen macht auch keinen Spaß, saubere Klamotten dafür schon.

Manchmal ist eben doch nicht der Weg, sondern das Ziel das Ziel. Trotzdem ist der Weg bedeutsam, und er ist unsere Achtsamkeit wert. Wir spüren dann vielleicht, wie sehr wir uns überwinden müssen, aber immerhin: Wir schaffen es, weil wir den Nutzen der Sache erkennen. Wir besitzen innere Stärke.

Obwohl unser Körper manchmal weh tut, wollen wir ihn liebhaben. Man kann heute Gelenkteile austauschen und Organe transplantieren, aber es ist kein Kinderspiel. Wir schätzen diese Möglichkeiten der modernen Medizin, wollen aber so lange wie möglich unsere natürlichen Glieder umsorgen. Werden Sie nicht böse auf das schmerzende Knie.

Sagen Sie: »Liebes Knie, was kann ich für dich tun?«

Wir sind unser Körper mit allen seinen Teilen und sonst nichts. Unser Körper steckt noch immer voller Wunder. Bis vor Kurzem war unbekannt, dass unser Herz bei freundlicher äußerer Berührung das »Kuschelhormon« Oxytocin bildet, das uns beruhigt und die zwischenmenschliche Bindung fördert.

Gerade Personen mit Schock-Erfahrungen sollten sich daher so oft wie möglich liebhalten lassen. Oder selbst einmal freundlich ihr Herz streicheln. Und wer weiß, was die anderen Gewebe bis hin zu den verfemten Fettzellen alles vermögen? Seien wir nett zu Ihnen und finden es heraus.

Arbeitsblatt 15

Ich sorge für meinen Körper

Name und Datum: _____

Nicht nur der Arzt sorgt für die Kranken. Letztlich liegt die Hauptverantwortung für unsere Gesundheit bei uns selbst. Machen Sie die gute Selbstfürsorge zur neuen Gewohnheit.

**Wo haben Sie gesundheitliche Schwachstellen?
Kreuzen Sie an:**

☐ Kopfschmerzen
☐ Erkältungen
☐ Rücken
☐ Magen / Darm
☐ Unterleib
☐ Knie / Hüfte / Schulter
☐ Füße
☐ Haut

Hier habe ich einige naheliegende Vorschläge für Sie, was Sie selbst tun können, um das betroffene System zu unterstützen. Gerade weil sie so naheliegend sind, machen wir uns viel zu selten bewusst, wie wertvoll sie sind:

Barbara Günther-Haug: *Den Boden unter den Füßen verlieren* © mvg Verlag

Unterstreichen Sie die Dinge, die Sie für passend halten und umsetzen wollen (auch aus anderen Kategorien, denn alles hilft)

1. Pausen machen / Atem zählen / leichter Sport / Gärtnern / Espresso / kleine Lustkäufe / 80 statt 100 Prozent
2. Warm anziehen, auch im Haus / Wettervorhersage berücksichtigen / Obstsalat und Sauerkraut / Kneippsche Güsse / heiße Suppen / Sparkonto anlegen (Erspartes wärmt)
3. Dehnübungen / Leibwäsche mit Wollanteil / Schwimmen / den eigenen Zielen Zeit geben / Helfer engagieren / Weiterbildung (die Kopfressourcen des Homo sapiens nutzen, statt Lasttier zu spielen)
4. Leichte Kost / gut kauen / Zeit bei den Mahlzeiten / Fenchel-Kümmeltee / beim Essen Telefon abstellen
5. Heizkissen / Brennnesseltee / warme Bäder / Kurzurlaub zu zweit / Selbstverteidigungskurs (um uns in unserer weiblichen oder männlichen Rolle sicher zu fühlen)
6. Krankengymnastik / Übergewicht reduzieren / Urlaub im Warmen / Fango / Leute anlächeln (mindert Abwehrspannung)
7. Schuheinlagen / Fußreflexzonenmassage / barfuß gehen auf Gras oder Moos / Spaziergänge mäßig, aber regelmäßig / für ausreichende Versicherungen und Altersgelder sorgen (spendet Sicherheit auf dem Lebensweg)
8. passende Hautpflege / Sonnenschutz / viel Alkoholfreies trinken / Kosmetikerin / schönes Portraitfoto machen lassen und aufhängen

Barbara Günther-Haug: *Den Boden unter den Füßen verlieren* © mvg Verlag

Notieren Sie außerdem drei eigene Ideen:

_____

_____

_____

Sie können zur Motivationsstärkung wieder das Protokoll von Arbeitsblatt 12 verwenden.

Barbara Günther-Haug: _Den Boden unter den Füßen verlieren_ © mvg Verlag

Wenn Arzttermine sich häufen

Solang es nur um allgemeine Checkups geht und keine akuten Beschwerden bestehen, sollte man sich Arzttermine einteilen, also möglichst nicht mehr als einen pro Woche vereinbaren. Das hält den Stress in Grenzen, was wir uns ja für unser Gehirn wünschen.

Aber manche Schock-Erfahrung beruht leider auf dem Ausbruch einer gravierenden Erkrankung, und dann werden häufige Arzttermine die Regel sein. Passen Sie auf, dass Sie weder im Wartezimmer noch zwischendurch zu sehr ins Grübeln kommen. Im Wartezimmer lesen Sie eine schöne Illustrierte oder machen ein Denk- oder Präsenzspiel im Handy. Für den Termin selbst haben Sie sich Ihre Fragen und Beobachtungen vorher notiert, so dass Sie das Wichtige parat haben. Schreiben Sie auch die Erläuterungen Ihrer Behandler auf, sonst vergisst man leicht. Besitzt der Termin große Tragweite, nehmen Sie jemanden zur Begleitung mit, vier Augen sehen mehr als zwei. Routinetermine absolviert man dagegen besser allein, dann gehen sie am schnellsten vorbei, und man muss sich nur um sich selbst kümmern. Klopfen Sie sich anschließend auf die Schulter. Nutzen Sie wieder die Genesungshelfer aus Kapitel 4. Manche Menschen fühlen sich durch Selbsthilfegruppen oder -foren im Internet gut unterstützt, anderen wird das eher zu viel. Auch hier geht es wieder um das optimale Quantum an Information. Ein aufgeklärter Patient kann sich besser auf die zu erwartenden Anstrengungen einstellen und wird sich kompetent für seine Genesung engagieren. Aber natürlich können wir nicht auf die Schnelle zum Fachmann werden. Hektische Recherchen führen zu mehr Konfusion als Erkenntnis, es fehlen einfach Hintergrundwissen und die jahrelange Erfahrung. Zum Vergleich: Die meisten von uns werden ihr kaputtes Auto trotz technischer Grundkenntnisse nicht selbst reparieren, sondern zur KFZ-Werkstatt bringen. Genauso beim kranken Menschen – er braucht Hilfe von Profis.

Eine Behandlung, egal ob von Auto oder Mensch, ist natürlich Vertrauenssache. Achten Sie deshalb beim Arzt darauf, was in der gemeinsamen Zusammenarbeit gut funktioniert und wo es vielleicht hapert. Sie müssen nicht gleich bei der ersten Adresse bleiben, aber laufen Sie sich nicht die Hacken wund. Suchen Sie mit Ihrem Problem einen Spezialisten auf, der praktisch nichts anderes macht, und hören Sie dessen Einschätzung. Eine zweite Meinung ist in schwierigen Fällen oft hilfreich, die dritte nur noch verwirrend. Wenn Sie sich grob oder unverständig angegangen fühlen, wechseln Sie zügig, aber setzen Sie nicht gleichzeitig alle Medikamente ab. Solche Maßnahmen müssen Sie absprechen. Selbstverständlich kann es im besten Arzt-Patienten-Verhältnis zu kleinen Ausrutschern kommen, das darf sein. Entweder winkt man es stillschweigend durch – bei beiderseitig erprobtem Wohlwollen oft die beste Idee. Manchmal leisten sich jedoch gerade tüchtige Menschen eine etwas raue Ausdrucksweise.

Wenn einem das zu viel wird, sagt man mild lächelnd: »Aber Herr / Frau Doktor – wenn man Sie so hört …«

Dann merken die schon was. Nutzen Sie für den nächsten Arztbesuch den Spickzettel von Arbeitsblatt 16.

Arbeitsblatt 16

Spickzettel für den nächsten Arztbesuch

Name und Datum: _____

1. **Notieren Sie sich hier kurz, was Sie Ihren Behandlern mitteilen wollen.** Symptome: Intensität, Häufigkeit und bei welchen Gelegenheiten; Nebenwirkungen von Medikamenten; Einnahmefehler; »Sünden«; akute Belastungsfaktoren; Fortschritte …

   _____

   _____

   _____

   _____

   _____

2. **Welche Fragen haben Sie** zu Behandlung und Medikation? Nach dem Ernst der Symptome; dem mutmaßlichen Verlauf der Erkrankung; was können Sie ergänzend tun; was besser unterlassen; wann Wiedervorstellung …?

   _____

   _____

_____

_____

3. **Was haben Ihre Behandler Wichtiges gesagt?**

_____

_____

_____

_____

_____

4. **Und welche kleine Belohnung gönnen Sie sich nach dem Arzttermin?** Zum Beispiel Café, Eis, Zeitschrift, Parkbesuch, Knuddeln lassen ...

_____

_____

_____

_____

_____

Kapitel 12

Der Schlaf ist wie ein Schmetterling, er setzt sich nur auf ruhige Menschen

Eine schockhafte Erfahrung gibt den Betroffenen viel zu denken. Und während der Tag mit seinen Beschäftigungen uns fordert und ablenkt, kommen mit der Nacht die Ängste wieder: Schreckliche Bilder aus der Vergangenheit, böse Vorahnungen für die Zukunft. Die Dunkelheit ruft alte Beklemmungen wach, verstärkt unsere innere Finsternis. Wir fühlen uns vom Schlaf wehrlos gemacht und reißenden Bestien ausgeliefert wie unsere Vorfahren, die in Höhlen lebten. Das Schock-Erlebnis hat schließlich bewiesen, dass unsere Zivilisation uns nicht vor allem schützt.

So kann es sein, dass psychisch traumatisierte Menschen nur zur Ruhe kommen, wenn sie vom Schlaf überrumpelt werden, also zum Beispiel beim Fernsehen auf der Wohnzimmercouch. Oder sie treten in steigender Unrast ausgerechnet spät abends in Aktion und packen Dinge an, die sie den ganzen Tag gemieden haben. Wenn sie schließlich zu Bett gehen und schlafen wollen, sträubt sich ein Teil der Seele dagegen, der einfach keine Kontrolle abgeben, sondern weiter aufpassen will. Man steht noch unter schockbedingter Überstimulation. Der Biorhythmus ist gestört, die Umstellung auf die Nacht gelingt nicht oder nur teilweise, so dass der Schlaf unstet bleibt, begleitet von wirren Träumen. Wer sich mit Gewalt zum Schlafen zwingen will, erlebt Misserfolge, denn jede Form von

Gewalt macht immer noch mehr Angst. Viele Betroffenen fürchten, durch den Schlafmangel weiter Schaden zu nehmen, wodurch man erst recht kein Auge zutut. Ein Teufelskreis entwickelt sich.

Nun kann man sich das Schlafen eigentlich nicht abgewöhnen, sonst hätte es schon Pharao seinen Sklaven verboten. Zwischen einem erholsamen Schlaf und Nächten voller Schweißausbrüchen und Alpträumen liegen allerdings Welten. Aber auch hier wollen wir nicht katastrophisieren: Einige Wochen unruhiger Schlaf dürfen nach dem Schock oder sonst während stressiger Phasen sein. Zuweilen ist es ebenfalls okay, ein leichtes Schlafmittel zu nehmen. Kritisch wird es erst, wenn sich depressive Symptome zeigen wie in Kapitel 4 beschrieben. Dann konsultieren Sie bitte die Hausärztin. Vielleicht brauchen Sie eine Medikation, bis sich die Hirnchemie wieder aus eigener Kraft sortiert. Je eher hier die nötige Behandlung erfolgt, umso besser. Zwar würde die depressive Phase wohl irgendwann auch von selbst weggehen, aber warum sollten Sie sich länger quälen als nötig? Von Selbstbehandlungsversuchen mit Pillen aus dem Familienvorrat ist allerdings abzuraten. Fragen Sie Fachleute. Und vergessen Sie nicht: Heutige Mittel wirken zum größten Teil ohne die erschreckenden Nebenwirkungen, die sie vielleicht vor Augen haben.

Schlafstörungen können sich einschleichen, ohne dass gleich eine Depression dahintersteht. Dennoch mindern sie die Lebensqualität. Versuchen wir also, den Schlummer sacht herbeizulocken.

Gegen Sorgengespenster und Alpträume

Bereits mit dem Abendbrot wollen wir uns langsam auf den Schlafmodus umstellen. Das heißt, wir essen daheim oder in einem ruhigen Lokal etwas leicht Verdauliches, sodass wir uns angenehm satt fühlen. Diäten sind bei Schlafproblemen ebenso wenig angezeigt wie Völlerei, beides belastet den Blutzuckerstoffwechsel. Der Körper soll keine Mengen an Insulin ausschütten müssen, um den überschüssigen Zucker aus der Blutbahn in die Zellen zu schaffen. Er soll aber auch nicht das Hallo-Wach-Hormon Adrenalin produzieren, das Zucker aus den Zellen zurückholt, weil der Blutzuckerspiegel zu niedrig liegt. Selbst bei ausgewogenem Abendessen kann es passieren, dass der Blutzucker nach Mitternacht absackt. Dann wacht man vom Adrenalin auf und kann nicht wieder einschlafen. Hier bringt ein eiweißreiches Abendbrot Abhilfe, zur Not darf es nächtens auch einmal ein Traubenzuckerplättchen sein (außer Sie leiden an Diabetes, dann gelten für die Zuckerzufuhr natürlich spezielle Regeln). Früher gab es vorm Einschlafen ein lauwarmes Glas Honigmilch, auch das ist einen Versuch wert, wenn man Milch verträgt. Schlaffördernd dank Kalium und Magnesium sind zudem Bananen, die überdies Muskelkrämpfen vorbeugen. Ein kleines Bier nutzt bekanntlich auch (vielleicht lieber Malzbier?). Oder ein wohlschmeckender Abendtee. Es muss kein dumpf schmeckender Baldrian sein, versuchen Sie Melisse, Lavendel, Thymian, Fenchel.

Wenn Sie gespeist haben, beschäftigen Sie Ihren Geist bis zum Schlafengehen mit etwas Angenehmen. Es gibt Leute, denen gerade, wenn alles schon den Schlafanzug anzieht, noch ein Konfliktthema einfällt. Das liegt wieder an unserer latenten Nervosität bei Dunkelheit, ist aber eine ungünstige Strategie. Vereinbaren Sie mit Ihrer Familie, dass mit der Tageskleidung die Reizthemen weggehängt werden. Für heute ist es zu spät, wir kümmern uns morgen drum. Personen mit hoher Impulsivität und Debattierfreude werden vielleicht ein paar Tage und Ermahnungen brauchen, um sich umzugewöhnen, aber letztlich kommt das allen Beteiligten zugute. Unvermeidliche Ausrutscher wollen wir übersehen, damit wir uns am Ende nicht noch wegen der Schlafhygiene in die Wolle kriegen.

Heutzutage sind wir zur abendlichen Zerstreuung nicht mehr aufs Fernsehprogramm angewiesen; wir verfügen über Internet und Streaming-Dienste. Schön, wenn man eine nette Serie parat hat, von der man sich eine Folge zu Gemüte führen kann. Wer sich bei einem Krimi oder grimmigem Humor abreagiert, kann dergleichen ja schauen, ansonsten sind eher heitere Geschichten zu empfehlen. Eine Illustrierte mit hübschen Interieurs, Gärten oder Autos tut denselben Dienst oder ein Roman mit sympathischen Helden. Oder bei Lieblingsmusik in ein Kerzenlicht schauen. Blaues Bildschirmgeflacker ist dagegen abträglich. Auch sollte man die sozialen Netzwerke spätabends in Ruhe lassen. Da wird schon nichts Großes passieren im Vergleich zu dem, was Sie bereits hinter sich haben. Und müssen Telefonate nach zwanzig Uhr wirklich sein? Wer weiß, was man da wieder hört.

Wenn Sie später im Bett liegen und noch ins Nachdenken kommen, holen Sie tief Luft, bis in die Zehenspitzen. Das ist immer gut, auch nachts bei zwischenzeitlichem Erwachen.

Fürchten Sie sich vor Alpträumen? In Alpträumen bekommen wir es völlig losgelöst von der Realität mit Monstern und apokalyptischen Szenen zu tun, die sich irgendwann einmal in unsere Vorstellungskraft eingeschlichen haben (bei Tag ist das ja alles interessant) und die nun als passendes Bildmaterial zu unseren Ängsten aus dem Seelenfundus emporsteigen. Das müssen wir nicht hinnehmen. Mag sein, dass die Träume irgendein wichtiges Thema widerspiegeln, aber das wollen wir dann tagsüber mit klarem Kopf überdenken und nicht nachts mit gesträubtem Haar. Unsere Fantasie verlagert sich auf Horrorstreifen in der Spätvorstellung? Nun, wir haben Einfluss auf unsere Fantasie. Und den werden wir nutzen, um die unliebsamen Filme umzuschreiben. Ich zeige Ihnen an drei typischen Alptrauminhalten, wie das geht:

1)

Originalversion: Ich krieche durch einen langen, engen Tunnel, kriege kaum Luft.

Bearbeitete Version: Dieser Tunnel ist ja offenbar eine Fehlkonstruktion, viel zu schmal. Stellen Sie sich also vor, wie ein netter, kompakter Bagger kommt, das Bauwerk in Stücke zerlegt und auf einen Laster verfrachtet, der die Trümmer wegfährt. Sie müssen sich beim Imaginieren ordentlich Mühe geben, der Alptraum gibt sich ja auch Mühe. Machen Sie es taghell, schauen Sie sich die Landschaft an, die Farben der Baufahrzeuge. Vielleicht mögen Sie selbst den Bagger fahren?

Wenn alles wieder glattgezogen ist, können Sie eine breite Treppe bauen oder einen Waldweg anlegen, was immer Sie möchten.

2)

Originalversion: Schaurige, schwarze Gruseltiere in einem morastigen Teich.

Bearbeitete Version: Wie sich herausstellt, sind das nur aufblasbare Gummitiere, wenn auch ziemlich hässliche. Lassen Sie erstmal aus allen die Luft raus. Plattdrücken. Dann kommt der Müllwagen und nimmt das Plastikzeug mit zum Recyceln. Vielleicht wird eine Geschenkefirma aus dem aufbereiteten Kunststoff hübsche bunte Glückskatzen herstellen. Denken Sie sich etwas aus, das Sie schmunzeln lässt. Und den Morast sollte man auskoffern. Legen Sie geistig das Gelände neu an, bestellen Sie Gärtner oder Bauarbeiter.

3)

Originalversion: Ich stürze in eine bodenlose Tiefe.

Bearbeitete Version: Indem Sie »Stop« rufen, verwandelt sich die Luft in ein weiches Polster. Oder ein mächtiger Adler fängt Sie auf und setzt Sie sanft auf sicherem Boden ab. Wenn Sie wollen, können noch andere tierische Helfer mitspielen, die auf Sie aufpassen. Solche Krafttiere sind immer eine schöne Imagination.

Unsere Ressource Fantasie

Der Schock hat unsere Fantasie aus dem Gleis gebracht, aber jetzt rücken wir sie zurecht, damit sie ihren Ressourcencharakter zurückerlangt. Es hilft auch, wenn wir uns vor dem Einschlafen überlegen, was wir denn träumen möchten. Allein durch diese Überlegung setzen wir uns schon verschiedene erwünschte Bilder in den Kopf, sodass unsere Fantasie nicht so leicht abirren kann. Zu diesem Zweck ist die Imagination des sicheren Orts von Arbeitsblatt 14 besonders geeignet. Wenn sich doch einmal ein blöder Traum zusammenbraut, können Sie aus dem Schlaf heraus eine Anstrengung machen zu erwachen. Schalten Sie danach kurz das Licht an und orientieren Sie sich. Vielleicht ein Schluck Wasser, ein Betthupferl, ein frisches Oberteil, kurz lüften? Damit kommt man wieder in der Wirklichkeit an. Die Rückkehr zur Wirklichkeit ist zwar nach einer Schock-Erfahrung oft problematisch und nicht immer willkommen, aber man ist im echten Leben doch wenigstens nicht nur von Schimären umgeben.

Das Schlafzimmer sollte wohnlich sein und Gegenstände bieten, die uns freundlich im Inneren berühren und auf Ruhe einstimmen: Das kann eine feine Bettwäsche sein, der Teddy, die dicken Socken, die Kuscheldecke, warmes Licht, ein selbstgeschossenes Foto. Sie kennen das Prinzip von Gegenwartsankern aus Kapitel 6. Seien Sie erfinderisch.

Wenn Sie zu Sorgen und Grübelschleifen vor dem Einschlafen neigen, können Sie Ihre offenbar noch rege Denktätigkeit zur Abwechslung in eine andere Richtung schicken. Statt sich auf das Missliche zu spezialisieren, suchen Sie mit derselben Ausdauer nach den Ressourcen des eben vergangenen Tages. Verwenden Sie dazu Arbeitsblatt 17: Die Feierabendübung.

Arbeitsblatt 17

Die Feierabendübung

Name und Datum: _____

Die Feierabendübung heißt so, weil wir sie zur Stärkung des Glaubens an uns selbst und das Leben jeden Abend durchführen sollten. Beantworten wir uns vor dem Einschlafen die folgenden drei Fragen – pro Rubrik bitte mindestens eine Antwort, es dürfen aber mehr sein. Dabei geht es auch um die Wahrnehmung ganz kleiner Schritte und Geschenke:

Was habe ich heute Gutes hinbekommen / geleistet? Überlegen Sie sich Antworten von »bin pünktlich aufgestanden« und »habe die Post aufgemacht« bis »habe die Wand gestrichen« und »war beim Arbeitsamt«.

_____

_____

_____

_____

_____

Barbara Günther-Haug: *Den Boden unter den Füßen verlieren* © mvg Verlag

Was habe ich heute Schönes von einem Mitmenschen oder Mutter Natur geschenkt bekommen? Notieren Sie alles: von Morgenröte und Lächeln des Kollegen bis Himbeerernte und Verlobungsring.

_____

_____

_____

_____

_____

Was habe ich heute für mich und mein eigenes Wohlbefinden Gutes gemacht? Ihre Wohltat verdient es, notiert zu werden, von duschen und essen bis zu Tango-Kurs und Klettertraining.

_____

_____

_____

_____

_____

Barbara Günther-Haug: *Den Boden unter den Füßen verlieren* © mvg Verlag

Kapitel 13

Liebesleben reloaded

Unsere Sexualität, ein ebenso machtvolles wie empfindliches System, bleibt vom Schock nicht unbehelligt. Ist das Vertrauen in die Welt erst angeschlagen, kann das besonders bei Frauen die Libido, also die Lust auf Sex, mindern, denn weibliche Sexualität ist stark eine Vertrauenssache. Aber wie man reagiert, das kann sehr unterschiedlich sein. Manche Menschen werden nach einem Schock eher aktiver – es ist ihre meist unbewusste Art, gegen Ängste anzukämpfen, denn Sexualität erzeugt ein Gefühl von Vitalität. Auch bei vorhandener Libido können sich stressbedingte Probleme wie Scheidentrockenheit oder Erektions- und Ejakulationsstörungen einstellen und noch mehr Frust erzeugen. Besonders wenn der Kopf den Unterleib zwingen möchte, denn damit überschreitet das Willensorgan seine Kompetenzen. Sexualität ist kein Leistungssport, zu viel Druck hat den gegenteiligen Effekt.

Fangen Sie lieber klein an. Man vergisst leicht, dass nicht nur Orgasmen Befriedigung bringen. Liebevoller Körperkontakt aller Art, Nähe und Zärtlichkeit sind fast noch wichtiger. Für genitale Befriedigung kann man auch im Alleingang sorgen. Menschliche Wärme gibt es dagegen nur in der Gemeinschaft. Also fallen Sie nicht mit der Tür ins Haus, auch nicht in Ihr eigenes: Sex verlangt bekanntlich Fingerspitzengefühl.

Zu viel Lust und Sex

Manche Menschen gehen nach einer Schock-Erfahrung sexuell aufs Ganze. Hemmungen fallen, Maßstäbe ändern sich. Was früher an Besitztümern und Beziehungen wichtig war, scheint entwertet und überholt. Man würde jetzt so überwältigend gern von vorn beginnen, den geschickteren Kurs fahren, die fatale Wendung vermeiden, das Erlittene ungeschehen machen. Eine neue Liebe drängt sich da förmlich als Lösung auf. Kann ein neuer Mensch uns nicht ungeahnte Horizonte eröffnen? Entfesselt nicht jede neue Liebe einen Zauber eigener Art? Und wir sehnen uns jetzt so danach, zaubern zu können!

Wahr ist: Beim Flirten setzt das Hirn ganz ohne Zutun teurer Psychodrogen die Transmitter der Euphorie frei. Das fühlt sich gut an und kann klug dosiert heilsam wirken. Eine solche Medizin schmeckt allerdings immer nach mehr, und im Handumdrehen ist man verliebt. Manchmal passt es: Das Schicksal schickt uns den richtigen Menschen im richtigen Moment. Das ist dann ein wunderbarer Glücksfall, den wir ausgiebig genießen wollen.

Manchmal passt es aber nicht. Vielleicht ist die Liebe einseitig oder ungewiss. Vielleicht ist man schon mit einer rechtschaffenen Person verbunden, und alle sagen: Ihr seid ein gutes Paar. Da könnten Kinder sein, ein Eigenheim und Hypotheken – nichts, was man mal eben so hinter sich zurücklässt. Kinder bekommen übrigens meist einen Schock, wenn sich Eltern unvermutet trennen (betrogene Partner auch), und Sie wissen ja, wie fatal das ist, besonders für ein junges Gehirn. Anders stünde es, wenn mit Ihrem Partner wirklich etwas Ernstes nicht stimmt, wenn er / sie zum Beispiel schwer süchtig oder gewalttätig ist. Dann wäre die neue Liebe eine enorme Chance und die Trennung überfällig.

Es gibt natürlich Grauzonen: Vielleicht hat Ihr Partner, Ihre

Partnerin geschäftlich Schiffbruch erlitten und Sie mit ins finanzielle Elend gerissen. Jetzt sind Sie schrecklich wütend, werden so bald nicht verzeihen und beim besten Willen nicht verstehen, wie jemand so dumm sein konnte. Wenn in dieser Lage ein Kollege, eine Kollegin verständnisvoll zuhört und tröstet; jemand, den man immer schon attraktiv fand … dann kann es schwierig sein, sich nicht zu verlieben. Andererseits hat der Mensch, der da zu Hause sitzt, kein Verbrechen begangen. Und wollte man sich nicht eigentlich durch Dick und Dünn die Treue halten? In solchen Fällen muss man scharf nachdenken, ob bei der Niederlage nicht auch viel Pech dabei war, das man niemandem persönlich anlasten darf, so wie man Kranken aus ihrer Krankheit keinen Vorwurf machen soll. Ob es nicht einer jener Fehler war, aus denen man lernt? Ob der Unglücksrabe nicht unterm Strich viele positive Eigenschaften hat, die man so leicht nicht wiederfindet? Oder müssen Sie sich eher eingestehen, dass genau dieser Mensch, mit dem Sie sich ehedem verbunden haben, jemand ist, der einen aufgrund gewisser heikler Charakterzüge jederzeit wieder in Schwierigkeiten bringen könnte?

Von solch einer Erwägung hängt viel ab. Sehr oft verdient die Partnerschaft doch eine nächste Chance. Vielleicht genießen Sie die freundlichen Worte von dritter Seite, ohne sich gleich mit Haut und Haaren in neue Abenteuer zu stürzen. Sollte Ihnen klar werden, dass es angebracht wäre, sich wieder zu entlieben – und sei es nur das entscheidende Bisschen – so können Sie es mit dem Mach-es-entgegengesetzt-Skill versuchen. Traurig, traurig, gewiss, aber vielleicht unterm Strich das kleinere Übel. Wir wollen weitsichtig handeln. Und wenn *wir* keine Verantwortung übernehmen, tut's keiner. Haben wir nicht die Härten des Schicksals beklagt? Nun, das Schicksal ist blind. Wir sind es nicht.

Abschwächen von Verliebtheit: Was macht das Gefühl mit mir?

Meine Wahrnehmung: Ich nehme die Schönheit der geliebten Person wahr.
Mein Körper: Ich reiße unwillkürlich die Augen auf.
Mein Denken: »Ich muss mich ranpirschen.«
Mein Verhalten: Ich bemühe mich um Kontaktaufnahme.

Folge: Ich riskiere Herzeleid für mich und andere.

Mach es entgegengesetzt:

Meine Wahrnehmung: Ich schaue meinen Schreibtisch an (also etwas Neutrales).
Mein Körper: Ich schließe die Augen und reibe sie genüsslich.
Mein Denken: »Ich mache mich lieber an die Arbeit.«
Mein Verhalten: Ich arbeite mein Pensum weg.

Folge: Der Schreibtisch ist angenehm leer. Auch ein Anblick, der erfreut.

Diese Rosskur begeistert Sie nicht? Tja, für Begeisterung ist die Liebe zuständig, unser Skill dient der Ernüchterung. Manchmal kippt das Gefühl ins heulende Elend, aber dabei können Sie sich vielleicht ein Stück Trauer vom Hals weinen, das gar nichts mit der unglücklichen Liebe, sondern eben mit Ihrer Schock-Erfahrung zu tun hat. Sollte die Trauer zu heftig werden, schwächen Sie sie bitte wiederum aktiv ab.

Der Entgegengesetzt-Skill wird bei einer so rasanten Dynamik wie Verliebtheit nur greifen, wenn man ihn unermüdlich in kritischen Situationen wiederholt, vielleicht ein ganzes Jahr lang. Er macht sich bezahlt, sobald er uns von folgenschweren Einstiegstaten abhält, selbst wenn die Gefühle insgeheim weiter rumoren.

Falls Sie wegen der Verliebtheit Gewissensbisse haben – seien Sie nicht zu streng. Gefühle sind Privatsache, die Frage ist nur, ob und wie wir sie ausleben. Niemand kann uns verdenken, dass wir in unglücklichen Zeiten unser armes Herz verlieren in der Hoffnung, dass jemand es aufhebt und gesund pflegt. Jede Liebe ist etwas Besonderes, beschwingt uns. Nutzen Sie den Wind unter den Flügeln, nur lassen Sie sich nicht gegen Ihren Willen davontragen. Ehe uns schwindelig wird, nutzen wir Arbeitsblatt 18.

Der dort beschriebene Skill hilft auch all jenen, die zwar nicht wirklich verliebt sind, aktuell aber hochtourig in jede Richtung flirten. Das kann zu Fehden im Kollegen- und Bekanntenkreis führen und andern unnötig wehtun. Wer will das schon.

Arbeitsblatt 18

Verliebtheit abschwächen

Name und Datum: _____

Welches Gefühl will ich abschwächen?

☐ Meine Verliebtheit in _____
oder
☐ meine allgemeine sexuelle Unrast

Wozu will das Gefühl mich drängen?

Was nehme ich wahr? Attraktive Seiten der begehrten Person/en wie Haare, Augen, Lippen, Wuchs, Büste, Beine, Muskeln, Stimme …

_____

_____

_____

Barbara Günther-Haug: *Den Boden unter den Füßen verlieren* © mvg Verlag

Was macht mein Körper: die Augenlider flattern, mir läuft die Spucke im Mund zusammen, ich werde kurzatmig, renne herum …

_____

_____

_____

Was denke ich? Muss ich haben, vom Himmel geschickt, ich verdiene etwas Glück, habe mich noch nie so gefühlt, das ist eine einmalige Chance, das machen schließlich alle, ist doch nur Spaß, merkt eh keiner …

_____

_____

_____

Mein Verhalten: Beobachten, Kontakt suchen, auflauern …

_____

_____

_____

Achten Sie bitte darauf, dass Sie besonders dieses Arbeitsblatt nachher sicher verstauen oder entsorgen!

Barbara Günther-Haug: _Den Boden unter den Füßen verlieren_ © mvg Verlag

Welche unangenehmen Folgen sind zu erwarten:

_____

_____

_____

Notieren Sie jetzt für jeden Bereich das Entgegengesetzte:

Nehmen Sie bewusst etwas neutrales Gegenständliches wahr oder suchen Sie sich einen Gegenwartsanker:

_____

_____

_____

Stellen Sie den Körper aktiv um: Schütteln Sie sich aus; reiben Sie die Augen; schlucken Sie, atmen Sie tief durch …

_____

_____

_____

Das Denken umlenken: Ich habe zu arbeiten, ich rede mit jemandem »Harmlosen«, ich rufe daheim an, was gibt's bei uns heute zu essen?

_____

_____

_____

Mein Verhalten: Ich arbeite, telefoniere, schreibe Einkaufszettel …

_____

_____

_____

Welche angenehmen Folgen sind zu erwarten:

_____

_____

_____

Fehlanzeige Partnerschaft

In manchen Fällen besteht die Schock-Erfahrung darin, dass man einen geliebten Menschen verloren hat. Dann kann trotz oder gerade wegen niederschmetternder Trauer die Sexualität spürbar ihr Recht fordern. Erotische Frustration und Verlassenheitsängste grassieren, am liebsten würde man den nächsten Partner aus der Erde stampfen. Gleichzeitig schämt man sich für das eigene Verlangen, findet es pietätlos, laboriert gar noch mit inneren Blockaden aus grauer Jugend herum. Wieder andere Menschen würden zwar gern ihr Glück in der Liebe finden, sind durch schockbedingte Ängste und Leiden in ihren Flirtkompetenzen aber stark eingeschränkt. So oder so bleibt man trotz großer Bedürftigkeit manchmal geraume Zeit ungewollt allein. Damit wächst die Bereitschaft zu Verzweiflungstaten, die allerdings bei Männern und Frauen unterschiedliche Formen annehmen.

Einsame Frauen können Heiratsschwindel zum Opfer fallen, heutzutage »Love scamming« genannt. Machten sich die zweifelhaften Herren früher auf der Tanzfläche an die Damenwelt heran, wird inzwischen vor allem das Internet genutzt. Da muss man gar nicht mehr persönlich in Erscheinung treten, sondern bleibt als Täter auf Sicherheitsabstand. Eigentlich sind digitale Partnerschaftsvermittlungen praktisch; sie erweitern den Suchradius und erlauben vorab ausgedehnten Informationsaustausch. Der gesunde Menschenverstand sollte aber immer an Bord bleiben. Glauben Sie nicht alles, was Leute in ihren Profilen von sich behaupten, schließlich können Sie es schwer nachprüfen. Misstrauen Sie plötzlich aufflammenden »Blitzlieben«. Auch Fotos und »amtliche Bescheinigungen« können gefälscht sein.

Süße Worte und Beteuerungen sind anfangs ja gut und schön. Sollte man aber Geld von Ihnen erbitten, seien Sie alarmiert!

Und mag die Geschichte noch so melodramatisch klingen (»vom Geheimdienst verfolgt« – »schwerkrank« – »Mutter auf Sterbebett«), wahr ist sie darum noch lange nicht. Lassen Sie sich auf keine »Sicherheiten« ein, glauben Sie nicht an »eingefrorene Konten«, »direkte Rückzahlung«, »Juwelen im Depot«. Wenn es auch weh tut: Betreiben Sie Schadensbegrenzung und wenden Sie sich an die Polizei.

Manchmal kommt dieser Rat zu spät. Dann geht uns auf, dass wir geprellt wurden, nicht nur emotional, sondern auch finanziell, vielleicht sogar in höchst beträchtlichem Maße. Schämen Sie sich nicht. Lassen Sie sich vor allem nicht von den Tätern weismachen, dass sie selbst irgendwie ungesetzlich gehandelt hätten, sondern überwinden Sie sich und erstatten Sie Anzeige. Die Polizei kennt diese Maschen und wird tun, was sie kann.

Männer haben von Love Scamming weniger zu fürchten, obwohl es vorkommt. Hier ist eher das Problem, dass sie sich durch einen Schock oft noch mehr als die betroffenen Frauen gedemütigt fühlen. Es überwiegt das Selbsturteil, dass ihnen ein solches Unheil nicht hätte widerfahren dürfen. Sie verübeln sich ihren Zusammenbruch und sehen ihre Zugehörigkeit zur »guten Gesellschaft« als verwirkt an. Andererseits sehnen sie sich in solcher Verfassung erst recht nach Zuwendung. Was also tun, wenn man sich nicht mehr ans Tageslicht traut? Man sucht Trost bei der käuflichen Liebe.

Auch in diesem Milieu kann einiges schiefgehen. Abgesehen von sozialen Bedenken drohen Geschlechtskrankheiten (Safer Sex beachten!) und mentale Folgen. Manch unerfahrener Gast wird vom Männermärchenland des Bordellbetriebs komplett durcheinandergebracht. Er vergisst, dass Prostitution und Pornografie Schauspielkünste sind (nur eben mit vollem Körpereinsatz), entwickelt echte Gefühle und bisher ungekannte Begierden. Dann sind weiterer Aufruhr, hohe Kosten und am Ende der Absturz vorprogrammiert.

Man zahlt in der Branche für die besonders starke sexuelle Stimulation, das birgt an sich schon gewisse Gefahren, nicht nur für Bluthochdruckpatienten. Seit der Antike heißt es: »Nach dem Koitus sind alle Tiere traurig.«

Die hochgepuschte Ganzkörpererregung kostet biochemisch ihren Preis, danach ist ein Mann im zentralen und vegetativen Nervensystem erschöpft. Sicher, der Gesunde erholt sich rasch. Doch ein traumatisch vorgeschädigtes Gehirn wird durch die erotische Reizsalve stärker belastet und kann sich nicht so schnell zurechtrütteln. Dem betreffenden Kunden geht es nach dem Kontakt schlechter als vorher. Möglicherweise bewegt ihn gerade das zum nächsten Besuch. So gerät man eventuell in einen Teufelskreis.

In der Posttrauma-Phase lieber keine Ekstase

Die Liebe kann viel, aber sie ist weder Allheilmittel noch steht sie auf Knopfdruck zur Verfügung. Wahre Liebe kommt nicht auf Bestellung, sie ist eher die Stecknadel im Heuhaufen. Ein ausgewachsener Liebesrausch wäre derzeit sowieso nicht gut für den Kopf. Natürlich erinnert man sich an herrliche Tage und an die Hochgefühle, aber damals war man mit gesundem Gehirn unterwegs und konnte sich solches Feuerwerk leisten. Ein Rausch ist nichts anderes als neurobiologisches Chaos, Plünderung der Transmitterspeicher. Er würde das Psychotrauma verschlimmern und Heilungsprozesse torpedieren. Das gilt übrigens für alle Räusche, von Alkohol bis zur Geschwindigkeit.

Unser erschüttertes Seelenorgan soll ebenso wie jedes andere Körperteil während der Genesung von größeren Belastungen verschont bleiben. Was nicht bedeutet, dass man nur noch bei Harfenklängen auf der Yogamatte sitzen darf. Wer sich nach Liebe sehnt, kann in aller Ruhe auf Dating-Portalen herumschnuppern. Oder Veranstaltungen besuchen, wo nette Leute mit ähnlichen Interessen zusammenkommen. Aber achten Sie auf den Zustand Ihrer Nerven, und pausieren Sie, wenn es anstrengend wird. Erwarten Sie in den Monaten nach dem Schock von der Liebe nicht zu viel. Sie wissen, man spricht vom Trauerjahr; es könnte auch Schockjahr genannt werden. In dieser Zeit läuft unser Kopf leicht heiß, noch mehr Spannung muss nicht unbedingt sein. Man hat viel zu verwinden und braucht im Grunde Raum für sich allein. Eine neue Beziehung kann zu früh kommen; die Einstellung auf einen neuen Partner erfordert Kraft.

Gelegentliche Anwandlungen von Panik über den Single-Status lassen sich abschwächen, indem wir achtsam registrieren, wo wir insgesamt Fortschritte machen. Daran erkennen wir die Entwicklung in die richtige Richtung, die sich irgendwann auch auf dem Liebessektor positiv bemerkbar machen wird. Verwenden Sie wieder Arbeitsblatt 5 mit dem Genesungskalender. Oder, falls Sie sich mit Minderwertigkeitsgefühlen herumschlagen, Arbeitsblatt 11 zum Ressourcensammeln. Und Sie kennen aus Kapitel 11 die wohltuende Macht der Imagination. Lesen Sie Bücher, schauen Sie Filme, die in Liebe und Kampf zu einem guten Ende gelangen. Schöne Träume können heilsam sein. Wir müssen nur im Sinn behalten, dass es eben Träume sind. Anbetende Prinzen oder willfährige Blondinen kommen außerhalb der Fantasie selten vor. Also suchen Sie besser nicht im Internet danach.

Ich darf festhalten: Schöne Stunden sind wichtig, wir brauchen sie gerade jetzt dringend. Nur soll das Vergnügen bekömmlich sein. Mit Arbeitsblatt 19 können Sie sich ein paar gesunde Freuden vornehmen.

Gesunde Freuden

Name und Datum: _____

Kreuzen Sie unten Möglichkeiten an, die Sie für sich in Betracht ziehen, und schreiben Sie eigene Einfälle auf.

Ideen, die wenig kosten:

- Drachen steigen lassen
- Garten-, Natur- oder Stadtfotos schießen
- Auto putzen
- Laut singen
- Origami, Fleurigami
- Picknick

_____

_____

_____

Ideen, die ins Budget passen:

- Tag im Wellness-Bad
- Einkauf im Baumarkt oder Künstlerbedarf
- Auswärts Frühstücken
- Kino- oder Konzertbesuch
- Neues Outfit
- Sprachkurs

_____

_____

_____

Ideen, für die man spart:

- Wochenende im Romantik-Hotel
- Musikinstrument
- neues Fahrrad
- neuer Computer
- Reiturlaub
- Geburtstagsfeier im Top-Restaurant

_____

_____

_____

Barbara Günther-Haug: _Den Boden unter den Füßen verlieren_ © mvg Verlag

Zu wenig Lust und Sex

Das kommt nach Schock-Erfahrungen auch nicht selten vor: Die Lust stirbt zeitweise ab wie eine vom Frost versehrte Pflanze. Hier wie dort darf man hoffen, dass vermehrter Sonnenschein die Triebe wieder grünen lässt. Wenn Sie Single sind, ist damit eigentlich alles gesagt: Indem Sie sich grundsätzlich um die eigene Wiederherstellung kümmern, sorgen Sie auch für die Sexualfunktion. Nehmen Sie sich Zeit, beachten Sie zu Ihrer Ermutigung die kleinen Fortschritte. Ein paar Wochen darf es ruhig dauern.

Für Menschen in Beziehungen kann dieser Abschnitt konfliktreicher verlaufen. Dem Partner oder der Partnerin wird die Wartezeit vielleicht zu lang, Druck baut sich auf. Noch komplizierter ist die Lage, wenn der Schock beide Partner gleichermaßen getroffen hat, was oft vorkommt. Die schwere Krankheit des Kindes, die Insolvenz, der Hausbrand traumatisiert alle Beteiligten. Wie soll man sich da gegenseitig entlasten? Stattdessen fühlt man sich unverstanden und allein gelassen, spinnt bittere Gedanken über Schuld und Vergeltung. Sogar wenn wir gegen diese Ideen ankämpfen, können wir uns nur langsam davon befreien. Wir versuchen, so korrekt wie möglich zu sein, aber echte Freundlichkeit ist uns unmöglich. Latente Gereiztheit aber drückt die gesamte Familie nieder. Während der Stimmungszeiger in normalen Zeiten irgendwann von selbst in die gute Richtung kippt, rostet er in dunklen Tagen fest. Man beäugt sich misstrauisch, fremdelt, sieht sich ungeliebt. Was das Intimleben angeht, so fängt die eine Seite an, auf Sex zu drängen, die andere weicht zunehmend aus. Zum Schluss ist man sich spinnefeind – und es muss nicht einmal jemand fremdgegangen sein. So entwickelt sich ein typischer Schock-Kollateralschaden.

Atmen Sie einmal tief durch. Versuchen Sie zu respektieren, dass jeder seine eigene Art hat zu trauern. Der eine will nicht reden, aber

Körpernähe; die andere will ihr Bett für sich allein, aber Gespräche führen. Ließen sich Kompromisse finden, wäre das am besten. Doch manchmal ist man wie zugeschnürt, ob in Sachen Kommunikation oder Liebesleben. Eines behält aber immer seine Gültigkeit: Zwang kann nur Schaden anrichten. Auch der Einsatz sexueller Stimulanzien dürfte sich in der Regel erübrigen, denn die Liebe krankt ja nicht an einem Mangel, sondern eher an dem Überfluss von Spannung.

Der Libidoverlust wie auch Erektionsstörungen und vorzeitiger Samenerguss profitieren am meisten von spannungsmindernden Maßnahmen. Nehmen Sie den Sex nicht zu wichtig, betrachten Sie ihn nicht als Beziehungsbarometer, sondern nur als eine menschliche Möglichkeit unter vielen. Pflegen Sie kontinuierlich Ihre Ressourcen, dann geht es für Sie bergauf. Bestimmt wird die allgemeine Belebung Ihnen auch mehr Liebeslust bescheren – zu gegebener Zeit. Sofern sich zu viel sexueller Druck anstauen sollte, wissen Sie ja, wie Sie selbst für Erleichterung sorgen, ohne sich eine Abfuhr nach der anderen zu holen. Vertrauen Sie auf den Genesungsprozess und Ihre Partnerschaft.

Leider ist mehr als ein Körnchen Wahrheit an dem Spruch: »In guten wie in schlechten Zeiten.« Schlechte Zeiten gibt es, und sie sind hart.

Trotzdem lassen sich die jetzigen Schwierigkeiten gemeinsam wahrscheinlich leichter durchstehen als allein. Betrachten Sie die Familie als kostbare, in Jahren gewachsene Ressourcengemeinschaft. Geben Sie Acht, dass das Leben nicht nur aus Arbeit besteht. Schenken Sie einander Zeit für sonstige schöne Dinge, wenn es noch kein Sex sein soll oder er einfach nicht gelingen will; siehe Arbeitsblatt 19. Versuchen Sie andere Formen der körperlichen Nähe. Halten Sie sich gegenseitig in den Armen. Seien Sie zärtlich auf behutsame Art. Ein Schock vernichtet Vertrauen: in Gott, die Welt, uns selbst und unseren Partner. Es kann sein, dass er oder sie in der Krise nicht optimal reagiert hat. Seien wir nachsichtig: Was kann man dafür, wenn einem die rettende Idee nun eben nicht einfallen wollte? Was tun in einem Ausnahmezustand, für den man über keine Routinen verfügt? Wenn man nach all dem einfach am Ende ist? Wir würden bestimmt nur zu gern immer alles richtig machen, doch leider ist uns das nicht vergönnt. Vielleicht sind wir manchmal zu schwach, wen wundert das, wir sind Menschen. Vielleicht kann aber selbst der Klügste und Beste nicht immer alles schaffen. Wer glaubt, dass er vor Fehlern sicher ist, werfe den ersten Stein.

Mag sein, dass die Luft jetzt oft zum Schneiden ist und so manches scharfe Wort fällt. Sie müssen sich nicht alles bieten lassen. Rücken Sie wilde Behauptungen in festem Ton zurecht: »Ich habe nicht alles falsch gemacht: Ich habe mich bemüht, genau wie du.«

Wenn das nicht hilft, sagen Sie: »Das bringt jetzt nichts. Ich gehe lieber rüber. Du kannst auf mich zukommen, wenn du dich beruhigt hast.«

Damit stellen Sie zwei Dinge klar: Erstens, Sie müssen nicht alle Missstimmungen Ihrer Mitbewohner ertragen oder gar ausräumen. Jeder ist für seine psychische Verfassung selbst zuständig. Deshalb üben wir hier dauernd Selbstregulation. Und zweitens: Manchmal gibt die Situation einfach nichts her. Egal, wie man es anfängt, die oder der andere kann oder will nicht so sein, wie wir sie oder ihn gerne hätten oder es sich gehört. Besonders in der Hochstressphase nach dem Schock sind die Ressourcen knapp. Alle müssen mit wenig auskommen. Frustrierend, aber wahr. Verkrümeln Sie sich ein Weilchen, lieber Abstand nehmen, als sich angiften.

Behalten Sie aber im Gedächtnis, dass der Baum der Partnerschaft in anderen Jahren schon schönere Früchte getragen hat. Setzen Sie nicht verfrüht das Beil an, erst recht nicht im Zustand der Rage. Sie wissen, da schneidet man sich leicht ins eigene Fleisch.

Verhindern Sie, dass Konflikte auswachsen, bis sich alle Beteiligten von ihrer schlechtesten Seite zeigen. Üben Sie, rechtzeitig aus dem Zimmer zu gehen. Wer das schafft, kann in der Beziehung bleiben.

Unterschätzen Sie nicht die Brisanz der Lage: Momentan liegen viele Volt auf der Leitung. Wenn Sie es jetzt krachen lassen, knallt es vielleicht lauter, als Sie es je erlebt haben. Also Vorsicht! Lassen Sie sich nicht von der Wut hinreißen. Nicht umsonst benutzt man auch hier das Wort »Rausch«. Wenn man der drängenden Aggression nachgibt und richtig losballert, kann das durchaus grandiose Gefühle von Macht und Stärke freisetzen, ganz zu schweigen von der fulminanten Spannungsabfuhr, die wir Menschen ja lieben. Aber die Streitlust könnte uns teuer zu stehen kommen. Sie kennen sicher das Motto: Kaputt ist schnell, geheilt ist langsam. Was man gar nicht so böse gemeint hat, schlägt vielleicht tiefe Wunden. Wollen Sie das? Es ist bereits genug zu Bruch gegangen. Bringen Sie sich in Sicherheit, ehe Sie zu viel rausschießen oder kassieren. Wenn Sie sich wieder in der Hand haben (zur rascheren Abkühlung siehe Kapitel 7), tun Sie Ihrer Beziehung einen Gefallen und füllen Sie Arbeitsblatt 20 aus: Der Mensch neben Ihnen, den Sie selbst ausgesucht haben, hat viele gute Eigenschaften; sie sind durch den Schicksalsschlag nur etwas verschüttet. Wenn man weiß, wo man zu graben hat, wird man eher fündig.

Sollten Sie trotz psychischer Besserung, gegenseitiger Zuneigung und etlichen Wochen des Abwartens noch sexuelle Funktionsstörungen bei sich feststellen, suchen Sie den Urologen oder die Frauenärztin Ihres Vertrauens auf. Die Kollegen bieten wertvolle Behandlungsmöglichkeiten.

Arbeitsblatt 20

Mein Lieblingsmensch

Name und Datum: _____

Betrachten wir unseren Partner, unsere Partnerin noch einmal so freundlich wie damals, als wir uns für ihn oder sie entschieden haben. Da hat uns einiges an diesem Menschen entzückt. Was war es gleich?

Welche Eigenschaften hat mein/e Partner/in, an denen ich mich besonders erfreue: Haare, Augen, Haut …; verspielt; kreativ; sportlich; sexy; stylisch; gebildet; zärtlich; humorvoll; praktisch; musikalisch; Kochkünste …

_____

_____

_____

Und welche mir besonderes Vertrauen einflößenden Eigenschaften hat er / sie: freundlich; aufrichtig; offen; sparsam; klarsichtig; sanftmütig; treu; tierlieb; rücksichtsvoll; zuverlässig; fleißig; hilfsbereit, lange gemeinsame Vergangenheit …

_____

_____

_____

Kapitel 14

Das Morgengrauen

Ein Schock kann das Hirn so belasten, dass es weder abends gut einschläft noch morgens gut in den Tag findet. Achtung: Wenn Sie schon Stunden vor dem Weckerklingeln erwachen, sich zur Aufstehzeit dann aber antriebslos und zerschlagen fühlen oder gar nicht mehr aus dem Bett kommen und verlangen, dass die Rollläden unten bleiben, dann haben Sie vermutlich leider eine Depression oder jedenfalls krankheitswertige Ängste. Bitte gehen Sie in diesem Fall zur Hausärztin und beraten Sie sich mit ihr.

Aber nicht immer ist es so schlimm. Vielleicht fühlt man sich einfach benommen und lustlos. Man kann sich zwar aufrappeln, kämpft aber mit einer Mattscheibe, sieht allerlei Unangenehmes voraus und hat vielleicht wirklich eine scheußliche Masse zu tun. Wieder ist es die Kunst, den Mittelweg zu finden: Einerseits will der Tag halbwegs geplant sein, sonst rinnt uns die Zeit durch die Finger. Andererseits darf man nicht, noch bevor man die Augen aufschlägt, sämtliche Punkte der To-do-Liste innerlich herbeten. Wie soll man seinen Job schaffen, wenn einen schon beim Denken an den Hinweg schaudert?

Deshalb gilt gerade zur Morgenstunde: Fokussieren Sie sich aufs Hier und Jetzt. Erledigen sie eins nach dem andern. Bei jeder Wanderung ist die erste Stunde am schwersten. Man starrt auf den Wegweiser: Was, das ist immer noch so weit? Aber dann kommt man ins Laufen, Schauen, der Schritt gewinnt an Kraft und Sicherheit, und plötzlich geht es voran. So ist es auch im Alltag, wir dürfen uns nur nicht selbst im Wege stehen. Statt uns also von miesen Gefühlen benebeln zu lassen, schwingen wir lieber die Beine aus dem Bett und installieren eine hilfreiche Morgenroutine.

Drei Gehirn-Erfrischer

1) Der Königs-Tipp: Brausen Sie sich am Ende des Duschens für ein paar Sekunden mit kaltem Wasser ab. Sie können sich in den ersten Tagen zur Eingewöhnung auf Arme und Beine beschränken und dann langsam zum Kerngebiet vorrücken. So eine kalte Dusche auf Hinterkopf und Rücken führt wirklich zum mentalen Reset. Nicht umsonst ist dies ein bewährtes Ausnüchterungsmittel bei Leuten, die über den Durst getrunken haben. Alkohol-Kater und Schock-Kater gehören zur gleichen krummen Sippschaft. Wetten, dass Sie diese Vitalitätsspritze bald nicht mehr missen wollen! Und das Ganze stärkt außerdem noch das Immunsystem.

2) Goldwert bei einem Morgentief ist auch eine gezielte Dosis Koffein. Peilen Sie mindestens einen halben Liter Flüssigkeit an: Entweder einen doppelten Espresso plus zwei Glas Wasser oder einen großen Milchkaffee (Café au lait) plus ein Glas Wasser oder eine Kanne schwarzen Tee. Für den Rest des Tages sollte man nun nicht permanent koffeinhaltige Getränke hinterherschütten, aber gegen den toten Punkt am Nachmittag kann man eine zweite Ration brauchen. Schließlich ist »das Kaffeetrinken« eine deutsche Institution – weise verwendet, tut Koffein dem müden Gehirn einfach gut. Wem der Kaffee zu bitter ist, darf ihn durch Tee oder eine eiskalte Cola ersetzen. Viel trinken ist generell wichtig. Wir sind ein Stück Natur, ohne Flüssigkeit verdursten wir wie die Pflanze im Blumentopf. Unsere Hirnzellen sollen sich regenerieren, also gilt es, sie gut zu wässern. Als Durchschnittsmenge wären zwei Liter täglich zu empfehlen, vorwiegend ungesüßt und alkoholfrei.

3) Frühsport. Wer Joggen geht oder zur Arbeit radelt oder vor dem geöffneten Fenster Kniebeugen macht, zählt zu den großen Vorbildern. Ansonsten nutzt als kleinster Nenner schon das Recken und Strecken auf der Bettkante oder im Bad. Holen Sie außerdem ein paarmal tief Luft – bis hinunter in die Füße und Zehenspitzen.

Mit diesen Strategien bringen Sie die Maschine langsam in Gang. Wer unter einem Morgentief leidet, sollte Alkohol abends meiden. Wenn die Birne hin und wieder gar nicht leuchten will, nehmen Sie zum Frühstück eine Kopfschmerztablette. Achten Sie auf Präsenz: Schnuppern Sie nach Ihrem Shampooduft, freuen Sie sich über die gebügelte Bluse. Solange Sie nicht gut drauf sind, müssen Sie morgens keine Superfood-Pausenbrote für Ihre Familie fabrizieren, es sei denn, es macht Ihnen Spaß. Ansonsten ist Vereinfachung angesagt, Sie haben genug anderes zu tun. Jeder legt sich selbst den Schinken auf die Stulle: Das versteht auch ihre »Erbmasse«. Hören Sie aufbauende Musik und lesen Sie die aktuellen Nachrichten. Schockbewältigung heißt, die Zeit für sich arbeiten zu lassen. Driften Sie nicht uferlos ins Nirwana ab, sondern nehmen Sie anhand des Datums wahr, dass der Tag des Schocks allmählich in die Vergangenheit rückt. Die Welt wandelt sich – und damit auch Sie. Und genau dies wollen wir für unsere Seele, dann können wir jeden Tag mehr auf Heilung hoffen. Denn uns gibt es ja noch, und wir dürfen für uns sorgen. Wir haben alle kein Zweitleben im Schrank hängen: Pflegen wir also unsere kostbaren Ressourcen.

Manchmal braucht man morgens vor dem Spiegel eine Art Schlachtruf, um sich selbst anzufeuern. Was sagen Sie zu den Vorschlägen auf Arbeitsblatt 21?

Arbeitsblatt 21

Meine Morgenparole

Name und Datum: _____

Entweder Sie nehmen einen Aufmunterungsspruch aus der Liste unten oder Sie denken sich selbst etwas Inspirierendes aus.

Vorschläge für die Morgenparole Ihrer Wahl:

1. Jeder Tag zählt.
2. Irgendwas wird schon klappen.
3. Das Leben ist das Leben.
4. Danke, dass ich noch da bin.
5. Ich bin kein Huhn, also raus aus den Federn.
6. Schritt für Schritt in die richtige Richtung.
7. Ist der Ruf erst ruiniert, lebt sich's nachher ungeniert.
8. Ich sorge für meine Belange.
9. Der Tee schmeckt.
10. Mein Liebling, für dich und mich.

Ihre eigenen Ideen:

_____

_____

_____

Barbara Günther Haug· *Den Boden unter den Füßen verlieren* © mvg Verlag

Kapitel 15

Der Stress
mit dem Essen

Direkt nach dem Schock bleibt der Appetit bei den meisten Menschen aus. Sie bringen nicht viel herunter. Ein paar Tage lang darf man das hinnehmen. Sollte die Appetitstörung besorgniserregend andauern, ist wieder an eine Depression zu denken. Die Depression wirkt sich hier ähnlich aus wie Fieber, auch wenn die Körpertemperatur nicht steigt. Das Essen schmeckt seltsam verändert, jedes Verlangen fehlt, und wenn man sich zum Essen zwingt, geht trotzdem »nichts an einen«. Depressive Patienten nehmen daher häufig ab, was ihnen möglicherweise gar nicht unwillkommen, aber doch ein Krankheitszeichen ist.

Aber nicht immer liegt der Essstörung eine Depression zugrunde. Wenn der Antrieb funktioniert, man arbeiten und hin und wieder lächeln kann, ist der Hirnstoffwechsel wohl in dieser Hinsicht intakt. Trotzdem schleichen sich gern Probleme ein, und unwillkürlich gehört dazu die Frage, ob man vielleicht zu viel oder auch zu wenig isst. Was wäre das Normalgewicht? Einen Anhaltspunkt gibt der Body-Mass-Index: Gewicht in Kilogramm geteilt durch Körperlänge in Metern zum Quadrat (BMI = m / l^2), der Normbereich liegt bei 18,5 bis 25,9 (kg/m²), mit altersabhängigen Anpassungen. Der ältere Mensch sollte nicht im unteren Normbereich liegen. Wer schon vor dem Schock ein Gewichtsproblem hatte, wird anschließend erst recht in diese Richtung tendieren, also nach oben oder unten. Ein bewusster Umgang mit der Thematik ist dann besonders ratsam.

Zu wenig oder selektiv essen

Nach einem Schock klagen manche Menschen über Verdauungsstörungen, Nahrungsmittelunverträglichkeiten, Übelkeit, sogar Erbrechen. Dann essen sie nur noch sehr vorsichtig oder gewöhnen sich spezielle Kostformen an, die ihnen ab einem gewissen Grad das Sozialleben erschweren. Es befremdet den Freundeskreis, wenn man bei jedem Restaurantbesuch mit dem Koch die Zutatenliste diskutiert. Nicht selten bleiben die Betroffenen am Ende sowieso zu Hause, weil sie fürchten, auf der Speisekarte nichts Bekömmliches zu finden.

Der entscheidende Faktor ist hier oft die Angst. Was den Verdauungstrakt aus dem Takt bringt, wäre also weniger die Nahrung als das vom Psychotrauma verstörte Kopforgan. Unsere angespannte Seele beeinträchtigt alle Systeme und insbesondere vorbestehende Schwachstellen. Ein hoher Angstpegel erzeugt unter Umständen chronische Übelkeit bis hin zu »würgender Angst«, also Erbrechen, und ist auch eine Ursache von Schwindel und Ohrgeräuschen. Dabei muss das eigentliche Angstgefühl nicht im Vordergrund stehen. Es scheint vielmehr, als säßen die Probleme in Magen oder Ohr. Man nennt dies eine »Somatoforme Störung«, die zwar die »Form« eines körperlichen Leidens hat, in Wahrheit aber von der Seele ausgeht. Wobei die Seele gleichfalls ein Körperteil ist. Bitte glauben Sie mir: Somatoforme Störungen sind keineswegs »Einbildung«. Nein, die sogenannten Endorgane leiden unter der verwirrten Schaltzentrale. Das kennt man ja auch sonst im Leben.

Hilfreich sind hier keine ausgeklügelten Diäten, die den Glauben an die eigene Anfälligkeit und somit unsere Angst nur schüren, sondern Methoden zur Spannungssenkung, wie Sie sie in den vorangegangenen Kapiteln finden. Wieder wäre ein begleitender Arztbesuch kein Luxus und zum Beispiel die Ultraschalluntersuchung des Bauchraums einfach und aussagekräftig, sodass wirklich nichts übersehen wird.

Denken Sie zudem an Ihre Schilddrüsenwerte, denn gerade dieses Organ reagiert bei Schock-Erfahrungen oft mit. Selbstverständlich sollte man bei Übelkeit, auch wenn sie seelische Ursachen hätte, nicht scharf, fett und überreichlich essen.

Verordnen Sie sich leichte Kost, erlegen Sie sich aber keine Entbehrungen auf. Die Esslust ist etwas Schönes und Elementares im Leben, die wir uns erhalten und mit Augenmaß befriedigen wollen. Und fraglos gibt es auch echte Allergien. Wenn Sie seit jeher nach dem Erdbeergenuss juckende Augen bekommen, werden wir das jetzt nicht aufs Psychotrauma schieben. Die Erdbeeren lassen Sie einfach – wie vielleicht gewohnt - weg.

Allzu verzichtreiche Ernährungsvorschriften sind schon deshalb kontraproduktiv, weil sie uns quälen und überfordern können, so dass wir zwischendurch einknicken und ins andere Extrem verfallen, spricht Fressattacken erleiden. Das entsetzt und beschämt uns dann, unterwandert unser Selbstvertrauen, womit die Angst erneut steigt – Sie kennen die Teufelskreise inzwischen. Also lassen Sie Milde walten. Das Kopforgan heilt am besten, wenn es keine riesigen Anstrengungen machen muss, auch nicht zur Entsagung.

Ich kontrolliere mich – also habe ich alles im Griff

Es gibt eine unbewusste Dynamik, bei der das Fasten trotz aller Mühen etwas Belohnendes hat, weit über eine Magen-Darm- oder Figur-Sanierung hinaus. Fasten ist schwer, ja. Aber gerade darum sind Menschen stolz, wenn sie es schaffen. Asketen sind von alters her in vielen Kulturen hoch angesehen. Nicht aus ästhetischen oder Modegründen, sondern weil sie den Hunger besiegen – einen starken Gegner. Sie haben scheinbar höhere Mächte auf ihrer Seite, setzen sich über Naturgesetze hinweg, und sie erlangen Kontrolle. Das klingt gut. Besonders nach dem Schock, dieser bestürzenden Erfahrung eines Kontrollverlusts.

Ich möchte Sie jedoch auf zwei Nachteile aufmerksam machen:

1. Ausgedehntes Fasten schwächt den Körper und kann die neurobiologischen Regelkreise des Appetits so nachhaltig verwirren, dass eine Ess-Brech-Sucht (Bulimie) oder eine Magersucht *(Anorexia nervosa)* entstehen. Bei diesen Störungen gerät der natürliche Essrhythmus aus dem Takt, Ihr Körpergefühl geht verloren. Angst und Spannung nehmen überhand, andere Körpersysteme entwickeln Begleitschäden.

2. Bei Licht besehen kann man, nur weil man seine Esslust kontrolliert, noch lange nichts sonst kontrollieren. Wer das glaubt, und sei es unbewusst, erliegt einer Illusion. Fasten beweist große Willensstärke, das stimmt. Nur bringt der Wille allein keine Erfolge. Eine gute Entscheidung und Tatkraft gehören auch dazu. Manche Situationen erfordern die aktiven Ressourcen: Handeln, Trainieren, Zugreifen. Andere die passiven: Abwarten, Schonen, Liegenlassen. Es passt nicht ein und dieselbe Strategie für alle Probleme des Lebens.

Nach einem Schock kann man in dem unbändigen Wunsch nach Kontrolle, also sozusagen in der asketischen Denkungsart einrasten und sich für nichts anderes mehr interessieren. Bitte beachten Sie, dass Sie Ihre Willenskraft besser nutzen können als zur Durchsetzung einseitiger Fastenprogramme. Bleiben Sie flexibel. Ganz ohne Essen geht es sowieso nicht. Und das Schicksal bleibt immer eine Herausforderung. Es zu beherrschen – nun, das haben auf die Dauer nicht einmal die Heiligen geschafft.

Was, wenn das Kind spinnt?

Essstörungen brechen oft in der Pubertät aus, und zwar ebenfalls nicht selten nach einem Schock. Im Grunde unterschätzt man die Leiden der Jugend: Trennung der Eltern, aber auch Sitzenbleiben, Hänseleien oder Liebeskummer können das unreife und daher empfindliche junge Gehirn hart treffen. Besonders gefährdet sind Kinder, die zu Hause wenig Unterstützung erhalten, aber auch Überbehütung ist abträglich: Wie eine Treibhauspflanze erwirbt das Kind in solchem Klima nicht die Festigkeit für den rauen Schüleralltag (vom Rest des Lebens ganz zu schweigen). In ihrer Not verfallen vor allem Mädchen manchmal aufs Hungern, um wenigstens ihr Gewicht zu optimieren – Jungen neigen häufig eher zu übertriebener Sportlichkeit und der Beschränkung der Nahrung auf Sportdrinks (was auf Dauer nicht weniger gefährlich ist). Schlankheit gilt bei uns als Ideal. Doch was der dicken Mähre nutzen könnte, ist fürs dünne Fohlen schlecht.

Um solch schädliche Kämpfe an der Gewichtsfront überflüssig zu machen, wollen wir den jungen Leuten helfen, ihre wahren Schwachstellen zu beheben. Haben Sie als Eltern schon durchschaut, woran es hakt? Am besten, Sie besinnen sich, womit Sie sich selbst in diesem Alter herumschlagen mussten. Der Apfel fällt meist nicht weit vom Stamm: Legasthenie, Rechenschwäche, Schüchternheit, Unsportlichkeit, Impulsivität; all dies und mehr wiedererlebt sich, wenn man Pech hat, im Nachwuchs. Nötigenfalls nehmen Sie professionelle Helfer in Anspruch – auch darin können Sie Ihrem Kind ein Vorbild sein. Starten Sie Nachhilfemaßnahmen oder selbstwertstärkende Hobbies. Und vergessen Sie nach einem Schock-Erlebnis nicht: Auch bei den Kindern muss zunächst die mentale Wunde heilen. Haben Ihre Lieben sich arg über sich selbst erschreckt, läuft auch bei ihnen mit betäubtem Hirn alles mühsam. Die Pubertät ist sowieso neurobiologische Schwerstarbeit, da sollten wir Eltern Hilfestellung und Schutz bieten. Strapaziöse und gar noch teure Hauruck-Aktionen wie Schulwechsel, Auslandsaufenthalt oder Leistungssport sind selten sinnvoll, so etwas schaffen nur besonders belastbare Jugendliche. Versuchen Sie es lieber mit Geborgenheit, Würdigung kleiner Errungenschaften, Heiterkeit, Motivierung zum Üben, bescheidenen Erwartungen und feiern Sie das Durchhaltevermögen; alles wie beim Erwachsenen, nur eben im Puppenformat. Ein Auf und Nieder ist normal, erwarten Sie keine Musterkinder.

Sollten Sie unsicher sein, ob Sie es mit besorgniserregenden Auffälligkeiten zu tun haben, können Sie gerne die Checklisten aus Kapitel 2 und 3 auch für die Kinder oder andere Angehörige nutzen. Im Zweifelsfall holen Sie Expertenrat ein, und sei es zu Ihrer eigenen Beruhigung. Sie wissen, nach einer Schock-Erfahrung sieht man vieles zu schwarz. Denken Sie immer an die Selbstfürsorge. Nichts wirkt auf Kinder so erbaulich wie wohl gebaute Eltern.

Hungern als Sühneübung

Manche Menschen fasten nach einer Schock-Erfahrung, um ihrer Trauer Ausdruck zu verleihen oder die Verstorbenen zu ehren. Das ist die Folge eines tiefen allzu menschlichen Empfindens und kann der Traumabewältigung nutzen, solange man sich nicht zu hart anfasst. Falls uns allerdings wegen des Blutzuckerabfalls der kalte Schweiß ausbricht, sollten wir uns besinnen: Was machen wir da? Warum sind wir so streng mit uns? Geht es uns infolge einer unbewussten Selbstbestrafung zur Abbüßung einer vermeintlichen Schuld so schlecht?

Arbeiten Sie an der Aussöhnung mit sich und der Welt (Feierabendübung von Arbeitsblatt 18, Ressourcen sammeln von Arbeitsblatt 11). Im Übrigen straft man in Deutschland nicht einmal verurteilte Verbrecher mit Essensentzug. Man kann vielleicht nicht über Nacht mit sich ins Reine kommen, aber doch darauf achten, in der Zwischenzeit ausreichend zu essen.

Zu viel essen

Nach dem ersten Schock kann sich das Frustessen breitmachen. Man merkt wohl, dass man zunimmt, aber man hat ja sonst keine Freude. Oder was soll's, ist sowieso alles egal. Vielleicht geht einem auch der Gedanke durch den Kopf, dass es einem gerade recht geschieht, wenn man unförmig wird, wieder im Sinne einer Selbstbestrafung. Gute Lebensmittel sind in Deutschland reichlich und preiswert zu haben. Die meisten Menschen essen ohnehin lieber Kartoffelchips als Kaviar, und dafür reicht das Geld. Es wird uns demnach wenig vom Spachteln abhalten – nichts außer der eigenen Einsicht.

Übergewicht ist hierzulande weitaus häufiger als Unterernährung, doch nur weil das Problem weit verbreitet ist, verliert es nicht an Brisanz. Denken Sie an Gelenke, Gefäße und natürlich auch an Ihr Aussehen. Abnehmen ist schwierig, deshalb geniert man sich ja vor den Schlanken, die offenbar mehr Selbstbeherrschung haben. Vor lauter Scham steigt die Anspannung in uns und mit ihr der Appetit und das Verlangen nach Trost durch einige lustvolle Futterminuten. Und schon ist die nächste Schokoladentafel verzehrt.

Brechen Sie bitte trotzdem nicht in Panik aus. Wie so vieles schwankt auch das Gewicht, und eine Kleidergröße mehr oder weniger muss uns nicht beunruhigen. Schon gar nicht nach einem Schock, da haben wir andere Sorgen. Sollten Sie jedoch seit langem unter Übergewicht leiden und jetzt merken, wie immer mehr Kilos auf der Waage erscheinen, befragen Sie Ihren Arzt, damit die Dinge nicht weiter ausufern. Denken Sie auch hier wieder an eine mögliche Drüsenstörung, die Ihre Gewichtsprobleme verschärfen könnte.

Es ist wichtig, sich nicht zu schämen, sondern zum eigenen Schutz den Rat eines Fachmannes zu suchen. Wenn Sie sich für eine Diät entscheiden, wählen Sie eine möglichst wenig exotische Kostform, die ohne viel Umstand in den Alltag passt. Bewährt hat sich das sogenannte Intervallfasten, bei dem man eine Mahlzeit pro Tag ausfallen lässt – für einen begrenzten Zeitraum. Grundsätzlich darf man alles essen, aber nur acht Stunden lang, zum Beispiel von 13 bis 21 Uhr. Während der übrigen Zeit wird gefastet. Das kurbelt den Stoffwechsel an, so dass man manchmal sogar mehr abnimmt, als es bei gleicher über den ganzen Tag verteilter Kalorienzufuhr der Fall wäre. Jedenfalls erspart das Intervallfasten uns mühsame Brennwert-Berechnungen und erlaubt die Teilnahme am normalen Kantinenessen mit den Kollegen.

Auch beim Intervallfasten gelten freilich zwei Regeln:

1. Man muss prinzipiell nicht mehr Obst, mehr Gemüse, mehr Eiweiß essen, sondern – weniger. Auch von den gesunden Sachen. Wer in den erlaubten acht Stunden weiterhin große Mengen in sich hineinfüllt, wird sich schwertun. Essen Sie gut, aber achtsam. Rechnen Sie damit, dass das Fasten anfangs nervt. Gewicht abnehmen ist Stress für den Körper, und das macht sich bemerkbar. Trotzdem ist Intervallfasten eine relativ schonende Methode, auf die sich der Organismus bald einstellt.

2. Halten Sie durch. Ärgern Sie sich nicht über Ihren Körper, wenn es nur langsam vorangeht. Der Körper macht nichts falsch. Wenn Sie weniger essen, als die Zellen verbrennen, werden die Fettpolster schmelzen. Der Mensch ist kein Perpetuum mobile, das ohne Energiezufuhr weiterläuft. Erwarten Sie nicht mehr als 1 Kilo Gewichtsverlust alle zwei bis drei Wochen, das ist ein erträgliches Tempo. Falls Sie wirklich kein bisschen abnehmen, dann essen Sie noch zu viel. Zum Verdruss aller Feinschmecker benötigt eine Person mittleren Alters mit sitzender Tätigkeit nur circa 2000 Kilokalorien am Tag. Wenn Sie Ihren individuellen Bedarf bestimmen wollen, finden Sie entsprechende »Kalorienrechner« im Internet. Leider belehrt uns die Nährwertkennzeichnung, dass eine einzige Pizza bereits um die 900 Kilokalorien enthält. Am Vollmond liegt es also nicht, wenn wir ansetzen, sondern am vollen Teller.

Kleben Sie sich zur Motivationsstärkung ein besonders unvorteilhaftes Foto an den Kühlschrank, auf dem man Ihre Pfunde sieht. Räumen Sie alle Müsliriegel, Minisalamis und Saftpäckchen aus Ihrem Büro. Unser Gehirn weiß, wo es die Schmankerl gibt. Wenn Gummibärchen in der Schublade liegen, drängelt das Fressmonster: »Jetzt ist es schon halb elf. Wo ist die nette Tüte? Mir läuft das Wasser im Mund zusammen! Komm, einmal ist keinmal.«

Lassen Sie sich nichts einreden – auch nicht von sich selbst –, machen Sie eine Atemübung. Manche Leute essen, weil sie sich durch Kauen abreagieren. Suchen Sie dann einen nicht essbaren Ersatz. Da ein Beißring komisch aussähe, kneten Sie einen Igelball. Putzen Sie sich die Zähne, die adstringierende Wirkung der Zahnpasta vertreibt den gelüstigen Speichelfluss.

Hilfreich beim Abnehmen ist außerdem Sport. Ein Mammutpensum ist nicht nötig, aber vielleicht etwas Joggen, Radfahren, Schwimmen oder ein regelmäßiger Spaziergang. Unternehmen Sie, was sich ergibt und Ihnen Spaß macht. Nur passen Sie auf, dass Sie sich anschließend nicht mit drei Cremetörtchen belohnen.

In der Zeit nach dem Schock wollen wir sanft mit uns umgehen. Das gilt auch für Diäten. Wenn wir beim Essen achtsam sind und nicht in der Dissoziation versehentlich unser Sättigungsgefühl verpassen, reicht das manchmal schon aus. Sie können mit Arbeitsblatt 22 Präsenz beim Essen üben. So sorgen Sie für einen bewussten Umgang mit Ihrem Appetit, genießen jeden Bissen und finden die Ihnen zuträgliche Nahrungsmenge.

Präsenz beim Essen

Name und Datum: _____

Achten Sie heute besonders auf Ihre Mahlzeiten. Nehmen Sie den Geschmack der Speisen aufmerksam wahr. Kauen Sie gut und bemerken Sie, ob das Essen weich oder hart, kalt oder heiß ist. Anschließend notieren Sie alles, was Sie gegessen und getrunken haben. Seien Sie ausführlich. Denken Sie auch an die diversen Kleinigkeiten zwischendurch. Wenn Ihnen später einfällt, dass Sie etwas vergessen haben, tragen Sie es nach.

Beispiel Frühstück:

Ich habe drei gehäufte Esslöffel Fruchtmüslimischung mit vier Esslöffeln Jogurt und dem Saft einer Orange gegessen. Dazu habe ich zwei Becher Earl-Grey-Tee getrunken. Der Saft war ziemlich sauer und ein paar Trockenfruchtstücke zu groß, aber insgesamt hat mir das Müsli gut geschmeckt, es war frisch und lecker.

Jetzt Sie:

Was haben Sie zum Frühstück gegessen und getrunken?

_____

_____

**Was fiel Ihnen besonders auf, und wie hat Ihnen die
Mahlzeit geschmeckt?**

_____

_____

_____

Was haben Sie zu Mittag gegessen und getrunken?

_____

_____

_____

**Was fiel Ihnen besonders auf, und wie hat Ihnen die
Mahlzeit geschmeckt?**

_____

_____

_____

Was haben Sie zum Abend gegessen und getrunken?

_____

_____

_____

Was fiel Ihnen besonders auf, und wie hat Ihnen die Mahlzeit geschmeckt?

_____

_____

_____

Was haben Sie zwischendurch gegessen und getrunken? Notieren Sie alles, auch Kekse in der Teamsitzung, den Smoothie am Bahnsteig oder das Betthupferl.

_____

_____

_____

Und wenn Sie alles sorgfältig aufgeschrieben haben, machen Sie sich noch einmal klar: So viel haben Sie heute verzehrt – nicht mehr und nicht weniger.

Barbara Günther-Haug: _Den Boden unter den Füßen verlieren_ © mvg Verlag

Wenn der Genuss zur Sucht wird

Jeder Mensch ist von Wasser abhängig. Man muss trinken, dann bleibt man gesund. So etwas nennt man ein Bedürfnis. Aber einige Menschen sind zudem von Alkohol, Tabak, Drogen, Tabletten oder übermäßigem Essen abhängig. Sie konsumieren, obwohl Sie wissen, dass sie davon krank werden. Sie mögen auf den kurzfristig lustvollen Effekt nicht verzichten, auf Euphorie, Entspannung und das Gefühl der Anregung. Dafür nehmen sie mittelfristig sogar Schäden in Kauf – obwohl sie diesen Gedanken gerne verleugnen oder verdrängen. Je öfter sie konsumieren und damit die erwünschten Transmitterausschüttungen erzwingen, umso mehr gerät allerdings die Biochemie des psychischen Apparats unter Druck. Der Körper entspannt dann nicht mehr, wie erwünscht. Irgendwann kann das Hirn aus sich allein heraus keine Wohlgefühle mehr produzieren. Die künstlichen Stimulanzien haben das System erschöpft, sind aber gerade deshalb unentbehrlich geworden. Nur sie können noch ein paar Wohlfühltransmitter aus den neuronalen Speichern herausquetschen. Das geplagte Kopforgan braucht zum leidlichen Funktionieren den gefährlichen Stoff, folglich giert es danach. So etwas nennt man Sucht.

In den seelischen Nöten nach einer Schock-Erfahrung, mit dem vom Psychotrauma verstörten Gehirn, kann man fast unbemerkt in ein kritisches Konsumverhalten schlittern. Es ist wahr: Der Wein oder Hanf verschaffen anfangs vielleicht eine Erleichterung, die anders kaum so rasch zu erlangen ist. In der ersten Schockphase verschreibt auch der Arzt zur Beruhigung manchmal ein Benzodiazepin (das sind Valium®-ähnliche Medikamente). Bei dauerhafter Einnahme bringen aber all diese Mittel unseren körpereigenen Transmitterstoffwechsel einschließlich Schlaf- und Essrhythmus durcheinander. Und dann wird es erst richtig unangenehm.

Verstehen Sie mich nicht falsch, ich will nicht jedes Glas Wein verteufeln. Die meisten Menschen gehen mit ihren Schöppchen besonnen um. Aber wer Sorgen hat, hat auch Likör, und wir wissen ja, dass es mit der frommen Helene übel ausging. Anzeichen von schädlichem Suchtmittelgebrauch lassen sich objektiv feststellen. Sind die Leberwerte in Ordnung? Wie sehen Herz und Lunge aus, die Durchblutung, Magen, Darm, Haut und Zähne? Gehen Sie noch zur Arbeit und unter Freunde? Oder gesellen Sie sich neuerdings eher zu Leuten, die eigentlich selbst Hilfe bräuchten, sich derzeit aber noch dem ansteckenden Leichtsinn hingeben?

Sollte Ihr Konsum einer der genannten Substanzen Ihnen oder Ihren Angehörigen unheimlich sein, nehmen Sie Warnungen ernst und Hilfe an. Kontaktieren Sie zum Beispiel die Suchtberatung beim Deutschen Roten Kreuz (www.drk.de) zu einem ersten orientierenden – und anonymen – Gespräch. Sie verschaffen sich auch mehr Klarheit, indem Sie auf Arbeitsblatt 23 notieren, was Sie einen Tag lang zu sich genommen haben.

Arbeitsblatt 23

Präsenz beim Konsum psychoaktiver Substanzen

Name und Datum: _____

Dieses Blatt sollten Sie an einem normalen Wochentag bearbeiten, nicht an einem feuchtfröhlichen Feiertag oder in einer Zeit ungewohnter Enthaltsamkeit. Schreiben Sie genau auf, was und wie viel Sie konsumiert haben: Alkohol (denken Sie auch an Schnapspralinen oder Melissengeist), Tabak (auch die E-Zigarette zählt), Beruhigungsmittel, Schmerzmittel, Designerdrogen, Cannabis, Kokain, Pilze, Betelnüsse – und so weiter, Sie wissen, was ich meine.

Was habe ich von 6 Uhr bis 14 Uhr konsumiert?

_____

_____

_____

Barbara Günther-Haug: *Den Boden unter den Füßen verlieren* © mvg Verlag

Was habe ich von 14 Uhr bis 22 Uhr konsumiert?

_____

_____

_____

Was habe ich von 22 Uhr bis 6 Uhr konsumiert?

_____

_____

_____

Und wenn Sie alles sorgfältig aufgeschrieben haben, machen Sie sich klar: So viel haben Sie heute konsumiert – nicht mehr und nicht weniger.

Sollte Ihnen das Ergebnis nicht zusagen, wenden Sie sich an Fachleute. Es muss hier keineswegs schon eine Sucht vorliegen, aber vielleicht brauchen Ihre Nerven Unterstützung, damit Sie sich künftig ohne kritischen Konsum dem Alltag wieder gewachsen fühlen.

Barbara Günther-Haug: _Den Boden unter den Füßen verlieren_ © mvg Verlag

Kapitel 16

Scharf wie ein Messer aus der Spülmasche – das Denken nach dem Schock

Manche Menschen fühlen sich noch Tage nach dem Schock wie benommen. Gut, wenn uns in dieser Phase ein Angehöriger zur Seite steht. Aber was, wenn man sich ziemlich allein mit schwierigen Aufgaben herumschlagen muss? Statt jetzt zu verzweifeln, weil der Kopf noch nicht will, sichten wir lieber passende Hilfsangebote.

Vater Staat darf sich nützlich machen

Zum Glück gibt es viele öffentliche Ansprechpartner, die uns sicher nicht alle Wege ebnen, aber doch wichtige Auskünfte, erste Begleitung und manchmal auch Gelder zur Verfügung stellen. Die Ämter für Versorgung und Soziales der Länder bieten unter anderem Hilfe zum Lebensunterhalt und zur Überwindung besonderer sozialer Schwierigkeiten. Sie unterstützen bei der Antragstellung auf Leistungen nach dem Opferentschädigungsgesetz. Auch wird dort über das Vorliegen einer Schwerbehinderung entschieden. Dies ist eben keine »Kaputtschreibung«, sondern soll in erster Linie Menschen mit Handicap die Teilnahme am Erwerbsleben ermöglichen. Denn ab einem Grad der Behinderung (GdB) von 50 oder Gleichstellung erwirbt man Anspruch auf einen leidensgerechten Arbeitsplatz, an dem man sein Geld trotz individueller Einschränkungen verdienen kann. Bei der sozialen und beruflichen Rehabilitation wird man vom Integrationsfachdienst unterstützt (www.integrationsaemter. de). Es gibt auch psychiatrische Behinderungen, zum Beispiel psychotraumatisch bedingte Störungen. Deshalb fordern Sie im Zweifelsfall die Antragsformulare an. Ein Versorgungsmediziner wird mit Hilfe Ihrer aktuellen ärztlichen Befunde feststellen, ob ein GdB vorliegt und in welcher Höhe. Die Behinderung wird nicht ein für alle Mal festgeschrieben, sondern in der Regel alle zwei Jahre nachbegutachtet.

Bedenken Sie, dass Sie als Bürger ein Anrecht auf diese Leistungen haben. Dasselbe gilt für die persönliche Beratung bei der Agentur für Arbeit. Hier erhalten Sie Informationen zur Berufs- und Stellungssuche und eventuell weitere finanzielle Hilfen. Wenn Sie in Schulden geraten oder zahlungsunfähig sind, wenden Sie sich an Ihre zuständige Schuldnerberatung (www.forum-schuldnerberatung.de), dort bespricht man mit Ihnen sinnvolle Maßnahmen. Gerade bei Schulden kommt es darauf an, dass man aus Unkenntnis oder Panik nicht alles noch schlimmer macht, zum Beispiel Kredithaien in die Fänge gerät. Dann lieber den Weg des kleinsten Übels beschreiten. Ein geordnetes Insolvenzverfahren begrenzt den Notstand, und man ist nach einigen (in der Regel sechs) Jahren wieder finanziell im Reinen. Das klingt zwar auch nicht gerade nach Katzensprung, lässt sich aber überstehen. Immerhin lebt man dann bereits wieder in geordneten Verhältnissen. Holen Sie sich Anleitung, um unnötige Härten zu vermeiden, denn als Normalbürger kennt man sich in solchen Rechtsfragen nicht genug aus. Es ist oft eine große Entlastung, wenn jemand Außenstehendes mitanpackt. Was man selbst zum ersten Mal und mit Schrecken erlebt, ist für die Profis Routine.

Große Sozialverbände mit weitreichenden Hilfsangeboten vom Fahrdienst bis zur Eheberatung sind Caritas (www.caritas.de) und Diakonie (www.diakonie.de). In Fragen des Sozialrechts (also zum Beispiel bei Konflikten rund um die Renten-, Kranken- oder Arbeitslosenversicherung) unterstützt der Verband der Kriegsversehrten Sie kompetent, wenn Sie gegen einen maßvollen Jahresbeitrag Mitglied werden (www.vdk.de). Einen Anwalt finden Sie mit Hilfe der Bundesrechtsanwaltskammer (www.brak.de) oder durch einen guten Tipp von Bekannten. Sollten Sie Verbrechensopfer geworden sein (auch durch Betrug, Love Scamming, Erpressung oder Stalking), gehen Sie zur Polizei oder, wenn Sie sich nicht gleich dorthin trauen, holen Sie sich erstes Hintergrundwissen bei der polizeilichen Kriminalprävention (www.polizei-beratung.de). Amtsgerichte bieten eine Beratungsstelle für Erb- und Betreuungsfragen. Nutzen Sie die Suchfunktion.

Bei gesundheitsbedingten Schwierigkeiten in der Alltagsbewältigung – auch, wenn Sie in Sorge sind um einen Verwandten – können Sie sich an das Gesundheitsamt Ihrer Stadt oder Ihres Kreises wenden. Sollte es Ihnen psychisch nach einem Schock sehr schlecht gehen, gibt es bei jedem Gesundheitsamt speziell den Sozialpsychiatrischen Dienst. Hier sprechen Sie mit Sozialarbeitern, die Ihnen bei der Arzt-, Wohnungs- oder Arbeitssuche beistehen oder zu Besuch kommen, um die häusliche Situation einzuschätzen und gegebenenfalls Unterstützung zu organisieren. Sollten Sie Psychotherapie benötigen, bietet die deutschsprachige Gesellschaft für Psychotraumatherapie eine Adressliste von entsprechend ausgebildeten TherapeutInnen (www.degpt.de). Für ältere Menschen gibt es in den meisten Rathäusern ein Seniorenbüro, das von Freizeitgestaltung bis zu Pflegeauskünften vieles bereithält. Dies ist vor allem nützlich, wenn Sie plötzlich verwitwet sind und gegebenenfalls die Woche neu strukturiert werden muss. Glauben Sie bitte nicht, dass

Sie ja sowieso auch bald sterben werden und sich die Mühe darum nicht mehr lohnt. Nicht wenige Menschen mit solchen Gedanken lebten danach noch zwanzig und mehr Jahre! Außerdem zählt jeder einzelne Tag. Lassen Sie sich aus dem Mauseloch herauslocken und ziehen Sie die Möglichkeit neuer Interessen und Bekanntschaften in Betracht.

Sollten Sie sich oder Angehörige als Opfer gravierender ärztlicher Behandlungsfehler sehen, so können Sie die Schlichtungsstellen der zuständigen Landesärztekammern einschalten (zum Beispiel über www.bundesaerztekammer.de). Dort beurteilen neutrale Gutachter kostenlos Ihren Fall und bemühen sich um angemessene Schlichtung, auch was die Haftung betrifft. Patienten mit psychischer Krankheit können sich außerdem ans Psychiatrienetz wenden mit vielen Offerten für Betroffene und Angehörige (www.psychiatrie.de).

Sind Sie in Trauer, können Selbsthilfegruppen oft eine Stütze sein. Vielleicht hat ein Verwandter Selbstmord begangen (www.agus-selbshilfe.de), oder Sie haben ein Kind verloren (www.veid.de). Grundsätzlich kann jeder Todesfall eine große Lücke reißen, daher gibt es die unterschiedlichsten Angebote für junge wie alte Hinterbliebene. Selbsthilfegruppen jeder Ausrichtung sind nicht nur Quellen wertvoller Informationen, sondern auch von hohem menschlichem Wert. Jeder darf sich gratis an diese Gruppen wenden oder auch gleich an Treffen teilnehmen. Bei der nationalen Kontakt- und Informationsstelle zur Anregung und Unterstützung von Selbsthilfegruppen finden Sie weitreichende Angebote (www.nakos.de): angefangen mit Krankheiten, auch seltenen, über Süchte bis zu Familienproblemen wie binationalen Partnerschaften oder Konfliktthemen homosexueller Menschen. Der Verband alleinerziehender Mütter und Väter bietet entsprechenden Familien Unterstützung (www.vamv.de). Und die Internet-Adressen der genannten Organisationen sind in einer Liste im Anhang versammelt.

Sie sehen, die Recherche im Web lohnt sich. Nehmen Sie sich Zeit und suchen Sie die für Sie interessanten Angebote heraus. Gerade wenn Sie mit einer neuen Sachlage konfrontiert sind, lassen sich hier erste Informationen sammeln, ohne dass Sie sich einem anderen Menschen gegenüber offenbaren müssen. Das baut Schwellenängste ab und zeigt, dass man doch nicht der Erste und Einzige ist, der sich mit diesen Fragen beschäftigen muss. Fassen Sie Mut: Professionelle Helfer sind fachlich und menschlich oft sehr engagiert. Treten Sie ruhig mit ihnen in Kontakt und: Lassen Sie sich unter die Arme greifen.

Die Geistesklinge schärfen

Nach den ersten harten Wochen möchte man die eigene Konzentrationsfähigkeit und Aufmerksamkeit zurückgewinnen. Anfangs werden Sie sich auf Ihr Gedächtnis vielleicht noch nicht verlassen können. Erschrecken Sie nicht, das ist in dieser Phase normal. Wenn Sie während dieser Zeit bedeutsame Gespräche führen, halten Sie besser alles Wichtige schriftlich fest. Bei vielen Betroffenen hapert es zugleich an der Lesefähigkeit: Das erschütterte Gehirn erkennt zwar die Wörter, doch vom Inhalt will nichts hängenbleiben. Oder man kommt über die ersten Textzeilen nicht hinaus. Geben Sie sich zunächst eine Schonfrist. Wenn Schlaf und Appetit zurückkehren, bessern sich auch die kognitiven Funktionen. Wiederum kann etwas Übung nicht schaden. Beginnen Sie mit leicht fasslicher Lektüre: einer Sport- oder Wohnzeitschrift, einem Jugendbuch, das Sie früher gern mochten, oder Comics. Nehmen Sie sich täglich zwanzig Minuten, allerdings nicht gerade vor dem Einschlafen, denn momentan ist Lesen für Sie noch anstrengend. Wenn Ihnen Bücher nicht liegen, surfen Sie auf Internet-Seiten. Haben Sie Probleme beim Zuhören oder -sehen, üben Sie mit Podcasts und Videos rund um Ihre Interessen. Spielen Sie Memory, Skat oder ein anderes Spiel zum Gedächtnistraining. Es sollte nur nicht gleich Stunden dauern. Respektieren Sie Ihre Grenzen, fangen Sie klein an und bauen Sie langsam auf.

Kampf dem Denkfehler

Wir denken selbst zu normalen Zeiten nicht immer schlüssig. So, wie es im Matheunterricht mühsam war, alle Regeln der Logik penibel anzuwenden und wir gern mal Äpfel und Birnen addiert haben, nehmen wir auch im echten Leben gedanklich Abkürzungen, wenn uns die Dinge zu kompliziert werden. Wir gelangen dann schneller ans Ziel, nur leider nicht immer ans richtige. Ein Beispiel: In schweren Zeiten kann es das Tüpfelchen auf dem I sein, wenn der Sprössling auch noch eine Fünf in der Klassenarbeit nach Hause bringt. Warum ist das jetzt passiert? Die Wahrheit wäre wohl, dass das arme Kind gleichfalls vom Schockfieber erfasst wurde, bei den angespannten Eltern im Augenblick nicht die gewohnte Erholung findet, sich im Stillen ängstigt und deshalb schlechter lernt. Wenn man sich diesen Zusammenhang überlegt, wird gleich klar, welche Masse an Schutt beseitigt werden muss, ehe man wieder den Durchblick erlangt; ein niederschmetternder Gedanke. Also glaubt man lieber den eifrig vorgebrachten Beteuerungen des Kindes, dass der Lehrer (den man womöglich ohnehin nie megasympathisch fand) ungerecht und unfähig zum Erklären war. Gerade in einer fordernden Lebensphase will man sich nicht noch eine solche vermeintliche Benachteiligung gefallen lassen, stürmt zur Schule und führt ein Gespräch, bei dem am Ende nichts Gutes herauskommt, weil die wahren Schwierigkeiten von keiner Seite benannt worden sind und damit auch nicht angegangen werden konnten. Auf diese Weise lässt sich viel zusätzliches Porzellan zerschlagen.

Nach einem Schock sind wir nicht nur langsamer im Kopf, sondern auch eingeschränkter: Unsere düsteren Gefühle sagen uns, dass wir nichts mehr zu erwarten haben. Daher, so die messerscharfe Folgerung, sind weitere Denkanstrengungen sinnlos, es kann sowieso nichts Gutes herauskommen. Vielmehr spuckt der Gedächtnisspeicher alte gedankliche Versatzstücke aus, die jetzt bei jeder passenden und unpassenden Gelegenheit auf die Bühne gebracht werden. Ein paar Klassiker:

1. Ich bin ein totaler Versager.
2. Alles geht schief.
3. Immer ich.
4. Keiner mag mich.

Aber auch:
5. Das muss jetzt einfach klappen.

Denkfehler führen in die Irre. Bleiben wir einmal im Bereich der Mathematik – sie liefert wissenschaftlich haltbare Ergebnisse, die mit der Realität übereinstimmen: Falls 3 Leute jeder 6 Äpfel vom Baum pflücken, kann man im Voraus berechnen, dass bald 18 Äpfel im Korb liegen werden. Und wenn man zum Schluss nachzählt, stellt man erfreut fest: Stimmt, es sind 18 Äpfel. Ein von Denkfehlern befallenes Gehirn kommt zwar auch zu einem Resultat, nur leider oft zum falschen. Und dann stellt sich rasch Katzenjammer ein: »Nur 9 Äpfel, das reicht nicht.« Oder wir jubeln über die ebenso falsche Zahl: »Juchhu, 729 Äpfel.«

Niemand lässt sich gern ins Unrecht setzen. Doch gegen die Realität kommt man nicht an. Manche Fehler entlarven sich rasch: Man darf nicht addieren oder potenzieren, wo man multiplizieren muss. Andere Irrtümer sind fast schon menschheitsgeschichtlich verankert. Dann wird uns niemand tadeln, wenn wir dem alten Glauben anhängen, dass täglicher Rotwein gut ist fürs Herz. Nur sind die Risiken des Alkoholkonsums klar erwiesen, während sich der Nutzen für die Gefäße wissenschaftlich nicht belegen ließ. Wir halten uns in unserer inneren Not gerne an altbekannten Meinungen fest – nur leider kennt der Volksmund nicht alle Gefahren.

Dabei ist gerade nach einem Schock die Rückkehr in die Realität und die Anwendung all ihrer Gesetzte immens wichtig. Oft geben wir uns dazu alle Mühe – und scheinen doch zu scheitern. Wir wollen Fakten richtig erfassen und an Erfahrungen reifen, weil wir dann die Welt immer besser verstehen. Korrekte Ergebnisse und Vorhersagen bauen uns auf. Dazu müssen wir zunächst von korrekten Voraussetzungen ausgehen, denn wie sonst sollten wir zu korrekten Ergebnissen gelangen? Wenn wir dagegen einer (Selbst-)Täuschung aufsitzen, werden wir vielleicht beginnen, an unserm Verstand zu zweifeln. Leider erkennen wir einen Irrweg oft erst, wenn es zu spät ist und wir schon wieder in der nächsten Patsche sitzen. Deshalb möchte ich Sie bitten, sich mit mir gemeinsam einmal anhand der oben genannten »klassischen Schockgedanken« fünf wesentliche Denkfehler anzusehen:

1) Übertreibung

Hierher passt der Satz: »Ich bin ein totaler Versager!«

Dies wäre ein drastischer Fall von Übertreibung. Vielleicht

haben wir wirklich etwas verbockt oder angestellt. Dann dürfen wir in uns gehen und sagen: »An dieser Stelle habe ich Mist gebaut.«

Das lässt Raum zur Wiedergutmachung. Erklären wir uns hingegen gleich für den letzten Dreck, stellen wir uns selbst kalt. Ein letzter Dreck kann nichts bewirken. Wir sollten lieber nachdenken, was jetzt weiterhilft.

Übertreibungen sind in dieser Nach-Schock-Zeit nicht ungewöhnlich, sondern Ausdruck unserer starken Gefühle, die aber bekanntlich das Denken gern trüben. An manchen Stellen ist Exaktheit ratsam. Sonst glaubt man es am Ende selbst.

Also denken Sie nicht: »Ich werde wahnsinnig!«
Sondern: »Ich bin leicht verwirrt.«

2) Unzulässiges Verallgemeinern

»Alles geht schief!«

Stimmt, manche Dinge sind schrecklich schiefgegangen. Aber nicht alles, sonst könnten Sie dieses Buch gar nicht lesen. Seien Sie genauer: »Diese Investition ist schiefgegangen.«

Denn wenn garantiert alles schiefgeht, ist man chancenlos und braucht kein Glied mehr zu rühren. Wir wollen lieber aus unseren Fehlern lernen.

Also denken Sie nicht: »Das lohnt sich alles nicht.«
Sondern: »Was kann ich heute Sinnvolles tun?«

3) Nachteilige Vergleiche

»Immer ich.«

Wenn wir sehen, dass der Nachbar vor Kraft strotzt, während wir selbst zum dritten Mal ins Krankenhaus müssen, kann dieser Gedanke sich aufdrängen. Aber wir könnten ja auch »Immer ich« sagen, wenn wir den Gehaltseingang auf unserem Konto verzeichnen, während andere Leute auf der Straße sitzen. Es ist aber wenig hilfreich, sich ständig zu vergleichen. Daher wollen wir umfassend wahrnehmen. Nur wenn Sie Ihre Ressourcenlage klar vor Augen haben, können Sie das Beste daraus machen. Sagen Sie also: »Nun muss ich schon das dritte Mal dieses Jahr ins Krankenhaus. Aber wenigstens zahlt die Krankenkasse.«

Also nicht: »Ich war wieder als Letzte von allen fertig.«
Sondern: »Ich bin auch noch fertig geworden.«

4) Gedankenlesen

»Keiner mag mich.«
Sie können nicht in die Köpfe Ihrer Mitmenschen hineinschauen. Die Gedanken sind frei und oft nicht zu erraten. Selbst, was man Ihnen ins Gesicht sagt, muss nicht den wahren Ansichten entsprechen oder wird morgen noch gelten. Überhaupt: Machen Sie besser nicht zu viel an eigenen oder fremden Gedanken fest. Urteilen Sie nicht ständig auf der Basis von Ahnungen. Beachten Sie lieber die Tatsachen und gesicherten Erfahrungswerte: »Meine Frau hat mich angelächelt.«

Also nicht: »Der hält sich für was Besseres.«
Sondern: »Mit dem habe ich praktisch noch nie geredet.«

5) Illusionen

»Das muss einfach klappen«.

Es wäre eine Illusion zu meinen, dass etwas klappen muss, nur weil wir es uns dringend ersehnen. Dass wir sehnen, ist eine Sache, die praktische Umsetzung des Ersehnten unter Nutzung der realen Ressourcen ist hingegen etwas völlig anderes. Wann immer etwas gelingen soll, muss der Arbeitsaufwand proportional zur Größe des Projekts stehen. Befassen Sie sich auch nicht zu sehr mit »Anzeichen«, um zu beurteilen, ob alles nach Wunsch läuft. »Anzeichen« sind sumpfiges Gelände und ein idealer Nährboden für Illusionen! Wenn tatsächlich etwas geschieht, macht es sich deutlich bemerkbar, da müssen wir nicht im Kaffeesatz lesen. Bleiben Sie sachlich: »Wäre schön, wenn es klappt. Wovon wird der Erfolg abhängen?« Die ehrliche Analyse ist entscheidend.

Also denken Sie besser nicht: »Die Versicherung zahlt bestimmt, der Gutachter war so nett.«

Sondern üben Sie sich in dieser Art Gedanken: »Ich habe dem Gutachter alles Wichtige klar gesagt.«

Auf Arbeitsblatt 24 können Sie selbst den Denkfehlerteufel zur Strecke bringen.

Arbeitsblatt 24

Denkfehler ausmerzen

Unten finden Sie einige typische kurzschlüssige Denkweisen. Formulieren Sie Aussagen, die der Realität näherkommen.

»Ich bin an allem schuld.«

_____

»Das kann nur mir passieren.«

_____

»Niemand versteht mich.«

_____

»Viele Raucher werden steinalt.«

_____

»Der kann schon ohne Krücken laufen und ich nicht.«

_____

Barbara Günther-Haug: *Den Boden unter den Füßen verlieren* © mvg Verlag

Bei den fünf genannten Denkfehlern: Wo würden Sie sich selbst am ehesten wiederfinden?

Kreuzen Sie an:

- Übertreibung
- Unzulässiges Verallgemeinern
- Nachteilige Vergleiche
- Gedankenlesen
- Illusionen

Notieren Sie hier Ihre persönlichen Gedanken aus der jeweiligen Rubrik und rücken Sie sie gleich zurecht:

Nicht: _____

Sondern: _____

Nicht: _____

Sondern: _____

Barbara Günther-Haug: *Den Boden unter den Füßen verlieren* © mvg Verlag

Schreck lass nach

Beim Ringen um klares Denken und Präsenz grätscht uns oft ein lästiger Kobold dazwischen, nämlich der Schreck. Der Schreck ist der kleine Bruder des Schocks. Gegen den fiesen Riesen können wir uns bekanntlich nicht wehren, der entlädt sich in unser Gehirn und wir dürfen dann aufwischen. Aber gegen seinen nervigen Verwandten, den Alltagsschreck, wollen und können wir uns wappnen. Gerade nach einer Schock-Erfahrung sind wir unheimlich empfindlich. Überall wittern wir neues Unheil. Da braucht nur jemand grußlos an uns vorbeirauschen, der Chef blöd zu gucken oder die Freundin wegen Husten abzusagen, schon regen wir uns auf.

Dem wollen wir vorbeugen. Der Durchschnittsschreck soll uns nicht das Denken zerschießen. Über die kleinen Unebenheiten des Alltags wollen wir elegant hinwegschreiten. Viele Dinge passieren den lieben langen Tag, die meisten haben wenig zu bedeuten. Und selbst wenn einer muffig oder gedankenlos war, wollen wir das nicht persönlich nehmen. Andere Leute sind auch nicht immer top reguliert. Jeder hat seine dissoziativen und emotionalen Momente, denen wir am besten mit Besonnenheit begegnen.

Wir wissen schließlich aus Erfahrung: Eine scharfe Reaktion, und alle Hirne lassen ihre Drachen frei. Wir wollen uns nicht gegenseitig niederbrennen. Droht wirklich eine Schieflage, sagen wir in festem Ton: »Lassen Sie uns nochmal kurz nachdenken.«

Aber meistens ist das Einzige, was kippen will, unsere Stimmung, und die möchten wir mit der kleinstmöglichen Mühe stabilisieren. Da gilt es, sich zu wappnen und bloß nicht den verbalen Säbel zu zücken und zu zischen: »Hast du was gegen mich?!?«

Es nützt auch nichts, ungemütliche Gespräche zu führen, die um die Frage kreisen, ob die Freundin beim letzten Treffen womöglich etwas krummgenommen hat. Es verbitten sich Umfragen, ob der

Chef die Kollegin genauso dumm anglotzt und was das wohl bedeutet. Der Wichtigtuer namens Schreck – und nichts anderes ist er – hat meist höchst banale Ursachen: Die Freundin ist wirklich krank. Der Chef ist gestresst. Das kommt vor.

Wenn wir an andere keine zu strengen Maßstäbe legen, dürfen wir auch uns selbst gegenüber Zugeständnisse machen. Gelegentliche Patzer sind unvermeidlich, und Humor ist dabei eine große Ressource. Wem gelingt es schon, sich rund um die Uhr musterhaft aufzuführen? Man kann froh sein, wenn alle sich morgens zur Arbeit ankleiden und keiner aus Versehen im Schlafanzug erscheint. Messen Sie bloß nicht jedem Quietschen und Krachen der Alltagsmaschinerie eine Bedeutung bei. Winken Sie vielmehr einfach durch, was Ihnen auffällt oder vielleicht sogar aufstößt. Machen Sie weiter, zwinkern Sie sich im Spiegel zu. Ein Lächeln wirkt Wunder. Damit schonen wir nicht nur die anderen, sondern vor allem den eigenen Kopf, der keine unnötigen und den Alltag versauernden Stresstransmitter ausschütten muss.

Nutzen Sie Arbeitsblatt 25, um kleinen Stolpersteinen leichtfüßig auszuweichen.

Arbeitsblatt 25

Kleine Pannenhilfe

Name und Datum: _____

Der Schreck ist der Feind der Präsenz und damit des klaren Denkens. Schon kleine Schrecken können in einem sensiblen Gehirn große Erschütterungen hervorrufen, die dann zu Gedanken führen wie »Was bin ich nur für ein Idiot« oder »Was sind die andern doch gemein«. Dann fehlt nicht mehr viel und wir landen bei Panikattacken, Wutanfällen, Blackouts. Doch dies alles sind Zustände, die einen am Ende auch wieder erschrecken und beschämen – ein Teufelskreis, aus dem Sie sich lösen können.

Wir brauchen lediglich eine kleine Pannenhilfe für Alltagschrecken, damit aus einem Stolpern kein Beinbruch wird. Wir wollen keinen großen Denkaufriss und nachts noch von der Sache träumen. Nein, lassen Sie uns lieber mit zwei, drei Worten die Knitterfalte ausbügeln. Suchen Sie sich unten aus der Liste das Passende aus oder werden selbst kreativ.

Schrecksituationen: **Abhilfe:**

Gesundheitlich:

Schrecksituationen	Abhilfe
Mein Puls geht so schnell. Mein Mann sieht so blass aus.	Kleine Schwankung. Reguliert sich wieder.

Barbara Günther-Haug: *Den Boden unter den Füßen verlieren* © mvg Verlag

Seine Krankheit könnte ich
auch noch kriegen.	_____
_____
Ihr Thema:	_____

Sozial:

Ich habe zu viel /
zu wenig geredet.	Und wenn schon.
Die hat mich nicht gegrüßt.	Kann passieren.
Der war unhöflich.	_____

_____

Beruflich:

»Ich habe nur die Hälfte	Schon mal ein Anfang.
verstanden.«
»Ich weiß gar nicht,	Schritt für Schritt.
    wie das geht.«
Schon wieder etwas Neues!	_____

_____

Weitere Elemente für Sätze, die Ihnen aus dem Kreislauf helfen:
Kommt vor; alles gut; voll egal; dann nicht; nur die Ruhe; Schmar-
ren; wird schon; na, na, na; Scherzkeks; das weiß keiner; wohl
bekomm's; wen interessiert's; schon vergessen; nachfragen; abwarten; dazulernen; Lebbe geht weider.

Und zum Abschluss: ein kleines Lächeln
Das verjagt den Schreck.

Kapitel 17

Ständig diese Scheißgedanken

Mancher Schock beruht darauf, dass man erschreckende Bilder mit ansehen musste: bei einem Unfall, im Krankenhaus, im Kriegseinsatz. Auch eine von Einbrechern verwüstete Wohnung oder das steinerne Gesicht des Vorgesetzten bei der Kündigung können einen unauslöschlichen Eindruck hinterlassen.

Nun besteht aber ein Unterschied zwischen »unauslöschlich« und »präsent«. Selbstverständlich wird man manche Erlebnisse nie vergessen, dafür waren sie zu eindrücklich und folgenschwer. Das heißt jedoch nicht, dass man fortan dauernd daran denken will. Unser Denken möchte vornehmlich dem Hier und Jetzt dienen und nicht Ereignissen, die, so gravierend sie einst leider waren, jeden Tag unweigerlich weiter in die Vergangenheit rücken. Denn genau das sollten diese Ereignisse auch mental tun: allmählich Vergangenheit werden. Damit meine ich nicht, dass sie der Verdrängung anheimfallen, sprich unzugänglich werden, aber die Erinnerung an unser Schock-Erlebnis sollte sicher verschlossen im Gedächtnisschrank liegen. Dort ist sie gut aufgehoben, wir können sie bei Bedarf einsehen und ansonsten dort in Ruhe liegen lassen.

Die Zeit heilt alle Wunden, behauptet ein Sprichwort, und es stimmt: Neue Eindrücke, die uns jeden Tag treffen, drängen normalerweise Altes in den Hintergrund. Hat das Gehirn aber traumatischen Schaden erlitten, so zeigt sich das nicht nur an emotionalen und kognitiven Störungen. Auch der Gedächtnisspeicher ist aus den Fugen. Ein Hochstress-Ereignis ist ohnehin nicht leicht zu bewältigen. Selbst mit intakten geistigen Strukturen werden wir das Erlebte eine Zeit lang durchkauen müssen, bevor wir es schlucken können – daraus darf nur kein beständiges Wiederkäuen werden. Wenn der Meteoriteneinschlag in unserer Hirnchemie allerdings Schaden angerichtet hat – und das ist eher die Regel als die Ausnahme – dann liegt der dicke Brocken jetzt in unserer Seelenfabrik, doch die Instanzen, die für seine Unterbringung zuständig wären, sind vielleicht defekt. Wie sollen wir einen klaren Gedanken fassen mit ständig diesem Unding vor Augen?

Wenn Sie zu häufig an Ihr Trauma-Ereignis denken oder Flashbacks (Erinnerungsbilder) Sie ungebeten heimsuchen, dann müssen wir Ihr mentales Speichervolumen vergrößern. Sie selbst haben es vielleicht eher andersherum versucht. Bestimmt haben Sie sich bemüht, das sperrige Programm zu löschen, wollten also »einfach vergessen«. Und dadurch wurde es schlimmer. Denn Vergessen ist bei einer solch schwerwiegenden Erfahrung unmöglich. Im Gegenteil, je mehr Sie an etwas *nicht* denken wollen, umso mehr denken Sie daran.

Wenn man Ihre Gedanken scannen könnte und zu Ihnen sagte: »Sie bekommen 1000 Euro, wenn Sie die nächsten fünf Minuten nicht an einen rosa Elefanten denken«, – glauben Sie, Sie würden den Preis gewinnen? Wenn man Sie zugleich noch während der fraglichen Zeit mehrmals ermahnen würde: »Nicht an einen rosa Elefanten. Kein rosa Elefant.«

Schwer, was? Das ginge wahrscheinlich nur, wenn Sie sich die ganze Zeit mit aller Kraft im Kopfrechnen übten oder eine andere Präsenztechnik anwendeten. Auf Dauer ist das aber zu viel verlangt. Man muss auch mal abschalten, träumen, geistig schwimmen dürfen. Dann soll sich nicht gleich das Trauma-Monster ins Bild schieben.

Mentale Bildbearbeitung

Es gibt Erinnerungsbilder, die so sehr wehtun, dass wir sie einfach nicht ertragen. Natürlich berührt uns besonders der Anblick toter Menschen, die zu früh oder qualvoll ums Leben kamen. Dasselbe gilt für schlimme Katastrophen- oder Kriegseindrücke. Sobald sie in unser Bewusstsein treten, schmerzt es erneut. Das Bild kann in unserer Fantasie sogar noch grausiger werden, und je öfter die Angstwoge über uns hereinbricht, umso weniger haben wir ihr entgegenzusetzen. Die Psyche wird zermürbt. Gegen allzu quälende Bilder müssen wir daher etwas unternehmen.

Wir haben schon in Kapitel 12 gesehen, wie man Alpträume entschärft, indem man sie fantasievoll zum Besseren umschreibt. Sie werden einwenden, dass ein Alptraum ja keinen Realitätsgehalt hat, während Ihre Trauma-Erinnerungen auf tatsächlich Erlebtem beruhen. Das stimmt. Es hat wirklich ein im Wortsinne schockierendes Ereignis stattgefunden, und das kann niemand rückgängig machen. Die Vergangenheit ist unveränderlich. Aber der Eindruck, den das Ereignis in Ihrer Seele hinterlassen hat, der lässt sich verändern. Es geht mir dabei um die geistige Gesundheit, die unter beängstigenden Flashbacks leidet. Und deshalb wollen wir auch hier wieder unsere Fantasie dazu nutzen, die inneren Bilder abzumildern. Wir wissen, dass die Vergangenheit dieselbe bleibt. Aber unsere mentalen Prozesse im Hier und im Jetzt werden günstig beeinflusst.

Sie sollten zunächst einmal nicht länger vor Ihrem Schreckensbild davonlaufen. Setzen Sie sich vielmehr tagsüber an einen ruhigen, hellen Ort und holen Sie das Bild, das Sie verfolgt, ganz bewusst vor Ihr inneres Auge. Da ist es. Und dann stellen Sie sich einen Farbkasten und Pinsel vor oder Ihr Fotobearbeitungsprogramm aus dem Computer und retuschieren Sie Ihre Erinnerung. Erschaffen Sie ein tröstliches, erträglicheres Bild. Seien Sie kreativ. Sie dürfen sich ausdenken, was immer Ihnen hilft.

Wenn jemand verstorben ist, können Sie sich vorstellen, dass ein Engel kommt und dessen Seele heimholt. Malen Sie ein helles Bild, geben Sie dem Verstorbenen eine Lichtgestalt. Wenn Sie ein gequältes Gesicht gesehen haben, glätten Sie die Züge, malen Sie ein Lächeln. Wo Blässe und Starre war, machen Sie die Wangen rosig und setzen die Szene in Bewegung.

Bei einem Autounfall können Sie sich ebenfalls einen Schutzengel vorstellen, der vielleicht Schlimmeres verhindert hat. Wenn eine Mine explodiert ist, stellen Sie sich vor, dass es nur ein Jahrmarkts-Feuerwerk war. Vielleicht erschien ein Herz am Himmel? Wurden Sie körperlich angegriffen, kommt Ihr Krafttier und schiebt sich schützend zwischen Sie und die Täter. Das Krafttier ist auch ein guter Begleiter bei unangenehmen Erfahrungen im Krankenhaus. Eine verwüstete Wohnung können Sie mental in Ordnung zaubern: Stellen Sie sich vor, wie Zerbrochenes sich wieder zusammensetzt und alles zurück an seinen Platz saust, als hätte jemand die Rückwärts-Taste gedrückt. Wenn Sie materielle Verluste erleiden mussten, ersinnen Sie eine gute Fee oder einen guten Stern, die dafür sorgt, dass Sie immer haben werden, was Sie brauchen.

Sie wenden ein, dass das ja nur Fantasien sind? Ja, aber Ihre Flashbacks sind auch nur noch Fantasien. Das Trauma-Ereignis ist schließlich längst Vergangenheit – außer in Ihrem Kopf. Da ist es noch gegenwärtig. Verhindern Sie, dass Ihre eigene Fantasie Ihnen zum Feind wird. Führen Sie sie freundlich und entschlossen zurück auf gutes Gelände, gestalten Sie ein Gegengewicht zu den erschreckenden Erinnerungen. Dann können Sie immer noch wählen, welches Bild Sie betrachten wollen: Das alte vom Ort des Geschehens oder das neue, selbst erschaffene. Sie müssen den Gedanken daran jetzt nicht mehr vermeiden, weil Sie wissen, wie Sie sich notfalls in eine andere Vorstellung retten können.

Nachdenkliche Stunde

Neben inneren Bildern können uns Fragen bedrängen: Hätten wir da und da nicht anders reagieren müssen? Warum ist es so gekommen? Sind andere schuld? Wollte Gott uns strafen?

All diese Überlegungen sind begreiflich. Vielleicht gibt es auch Antworten. Diese Antworten müssen nicht vollständig oder endgültig sein, sondern Sie in dieser aufgewühlten Zeit nur ein Stück weitertragen. Manchmal lassen sich Zusammenhänge und Hintergründe aufdecken, die unserem Verständnis auf die Sprünge helfen. Wo aber die menschliche Vernunft nicht mehr hinreicht, beginnt die Weisheit der Spiritualität.

Ja, hier kommt eine meditative Denkarbeit auf uns zu, die wir nicht nebenher und auch nicht ohne Pause betreiben sollten. Richten Sie sich lieber eine nachdenkliche Stunde ein. Dazu setzen Sie sich wieder bei Tageslicht an einen friedlichen Ort und stellen sich vorsichtshalber gleich den Wecker, damit Sie nach einer Stunde wirklich aufhören – oder schon nach dreißig Minuten. Wir wollen uns nicht das Hirn zermartern, sondern einen mentalen Prozess anregen, der sich im Unbewussten weiter fortsetzen darf, bis er uns mit Erkenntnissen überrascht. Ob morgen schon oder erst übermorgen, das werden wir sehen.

Manchmal kann man besser nachdenken mit dem Stift in der Hand. Notieren Sie sich Ihre wichtigen Fragen. Falls Sie sich bereits ein paar Antworten zurechtgelegt haben, schreiben Sie diese auch

hin und betrachten dann, wie sich die Dinge auf dem Papier aus-
nehmen. Achten Sie darauf, dass Sie nicht in einen der Denkfehler
aus Kapitel 16 verfallen.

Angenommen, Sie gelangen zu unerfreulichen Ergebnissen,
dann prüfen Sie bitte nochmals, ob es sich hier um erwiesene Zusammenhänge beziehungsweise fundierte Erfahrungswerte handelt.
Sollten sich Spekulationen, Interpretationen, Gerüchte, Behauptungen oder Ungenauigkeiten auf Ihr Blatt geschlichen haben, dann
unterkringeln Sie diese und machen sich klar, dass man auf solchem
Boden kein Fundament für sichere Erkenntnisse errichten kann.

Sollte sich eine unangenehme Wahrheit herausschälen, zum
Beispiel, dass Sie wirklich Schuld oder Mitschuld haben, prüfen Sie,
ob Sie aus Ihren Erfahrungen lernen können. Geben Sie sich keine
Schuld, wenn nur ein Zauberer oder Superheld die Situation hätte
retten können. Hängen Sie sich nicht an Kleinigkeiten und Rand-
erscheinungen auf, sondern wahren Sie die Verhältnismäßigkeit.
Ihr Blick gilt dem großen Ganzen.

Falls Sie meinen, über schlagkräftige Argumente zu verfügen,
die Ihre Sichtweise eindeutig untermauern, suchen Sie der Vollstän-
digkeit halber trotzdem nach Gegenargumenten. So macht es jeder
Anwalt. Nicht, dass Ihnen am Ende eine wichtige Perspektive ent-
geht, aus der heraus sich die Lage ganz anders darstellt ...

Wenn Sie jemanden kennen, dem Sie Sachverstand und Takt
zutrauen, können Sie sich mit dieser Person besprechen. Der
Außenstehende hat einen objektiveren Blick und vielleicht ergän-
zende Ideen, die das Bild abrunden. Manchmal muss man Experten
befragen, um verlässliche Auskünfte zu erhalten. Sollte Ihnen bei
diesen Denkprozessen das Herz schwer werden, nutzen Sie Kapitel
7 und 8, um Ihre Gefühle zu regulieren.

Verstehen Sie mich nicht falsch: Damit ist nicht gemeint, dass
Sie ungerührt wie ein Stock bleiben sollen. Im Gegenteil: Wenn Sie

angemessen denken, also auf Wahrheiten stoßen, werden Sie auch angemessen fühlen, und diese wahren Gefühle sind ungeheuer wichtig. Sie müssen durchlebt, »herausgespült« werden, damit die Spannung in der Seele nachlässt. Die Emotionen sollen uns nur nicht in Stücke reißen. Deshalb nutzen Sie nötigenfalls Ihre Skills zum Abschwächen von Gefühlen, damit Ihre Seele sich die emotionale Arbeit passend einteilen kann.

Ohne die Resultate Ihres Nachdenkens vorwegnehmen zu wollen, kommen nach Schock-Erfahrungen doch viele Menschen zu einer der unten genannten Schlussfolgerungen.

Was uns nach eingehender Prüfung zutreffend erscheint:

1. Niemand war schuld. Es ging alles zu schnell, oder es war eine Verkettung unglücklicher Umstände.
2. Nicht ich habe einen Fehler gemacht oder Unrecht begangen, sondern andere Menschen.
3. Ein fulminantes Naturgeschehen hat mir Schaden zugefügt.
4. Eine Krankheit, für die niemand kann, hat mich getroffen.
5. Ich wurde das Opfer politischer Verwerfungen.
6. Ein von mir in Kauf genommenes Risiko ist leider eingetreten.
7. Ich habe im entscheidenden Moment nicht aufgepasst.
8. Mir fehlten wichtige Kenntnisse.
9. Ich habe meine Kräfte überschätzt.
10. Ich habe die Gefahr unterschätzt.
11. Ich habe den falschen Leuten vertraut.
12. Ich habe Warnsignale übersehen.
13. Eine meiner schlechten Angewohnheiten hat sich gerächt.

14. Ich habe mich von starken Impulsen hinreißen lassen und die Grenzen des Zulässigen überschritten.
15. Selbst wenn ich damals gewusst hätte, was ich heute weiß, hätte ich den Lauf der Dinge nicht ändern können.
16. Die Situation war von Anfang an ungünstig.
17. Ich werde nie wirklich entdecken, wie alles gekommen ist.
18. Das Ereignis hat im Grunde nichts mit Schuld und Verhängnis zu tun. Mich hat es wegen meiner persönlichen Wünsche schockiert, aber andere sehen es eher als normal an oder ziehen sogar Vorteile daraus.

Vielleicht finden Sie sich hier nirgends wieder, weil Ihre Geschichte ganz anders ist. Vielleicht treffen aber auch gleich mehrere Aussagen zu: Ich habe beim rasanten Überholen ein Risiko in Kauf genommen, und dann war da durch unglückliche Umstände eine Ölspur, auf der ich ins Schleudern geraten bin. Oder der Unfallgegner hat den Fehler begangen, denn er hat seine Fahrt betrunken angetreten und dann im entscheidenden Moment nicht aufgepasst.

All diese Überlegungen sind wahrlich starker Tobak. Achten Sie daher immer gut auf Ihren Gemütszustand. Atmen Sie tief durch. Obwohl die Wahrheit bitter sein mag, ist es doch immerhin die Wahrheit, und damit lässt sich arbeiten. Ein erkanntes Problem ist immer noch besser als ein unerkanntes.

Wenn wir an die Grenzen unseres Wissens stoßen; wenn wir uns eingestehen müssen, dass manche Dinge verhüllt oder unbegreiflich bleiben, können wir trotzdem noch einen Moment hier sitzen. Atmen Sie weiter. Irgendwo endet die beste Analyse, kapituliert die Logik. Antworten müssten jetzt, wenn überhaupt, aus anderen Gefilden herbeischweben. Dann ruhen Sie Ihren Kopf aus. Ideen und Geschenke darf man sich wünschen, herbeibefehlen kann man sie nicht. Verlassen Sie sich auf das tiefe Wohlwollen in Ihnen selbst, die unergründlichen inneren Quellen.

Sollte sich zeigen, dass jemand, wir oder eine gegnerische Partei, eine (Mit-)Schuld trägt, stellt sich manchmal die Frage nach straf- oder haftrechtlichen Konsequenzen. Nehmen Sie die Hilfe von Juristen oder Mediatoren in Anspruch, damit alles seinen geordneten Gang geht. In Kapitel 16 finden Sie Beratungsangebote für diverse Zwangslagen. Manchmal reicht es aber auch, wenn wir uns mit uns selbst »zusammensetzen«: Welche Lücke wollen wir füllen, welcher Schwachstelle abhelfen? Noch leben wir, noch ist Zeit.

Ablenken und verpacken

Angenommen, wir haben unsere Flashbacks entschärft, Probleme aufgezeigt und sinnvolle Maßnahmen eingeleitet. Dann dürfen wir uns auf die Schulter klopfen und sagen: »Ich bin gut unterwegs.«

Trotzdem kommt der Kuckuck im Oberstübchen noch manchmal zur Unzeit aus seiner Uhr geschossen. Lenken Sie den aufgeregten Vogel mit einem Hobby, einem Film oder netter Lektüre ab. Geben Sie ihm geistig etwas Gutes zu picken, dann zieht er sich hinter sein Türchen zurück und knabbert friedlich. Oder Sie räumen eine Küchenschublade, ein Kellerregal auf. Äußere Ordnung synchronisiert das innere Räderwerk (solange man nicht zwanghaft übertreibt). Gegen Trauer und Hader gehen Sie auf Ressourcensuche: Wer war heute freundlich zu mir? Was ist gelungen, was hat funktioniert? Machen Sie die Feierabendübung von Arbeitsblatt 17.

Wenn alles durchdacht und zur Genüge wahrgenommen wurde, wenn Sie einfach nur mal Ruhe im Kopf haben wollen, können Sie es mit einer Verpackungstechnik versuchen. Zwar kann man, wie wir gesehen haben, nicht absichtlich vergessen. Aber man kann das unliebsame Kopfkino abschalten und die Filmspule wegpacken. Wohin? Die Traumatherapeutin Luise Reddemann hat zu diesem Zweck einen »inneren Tresor« vorgeschlagen (in ihrem Standardwerk *Imagination als heilsame Kraft* bei Klett-Cotta).

Da wir geistiges Material verpacken wollen, muss auch der Tresor ein geistiger sein. Sie stellen sich einfach einen soliden Safe mit genügend Fassungsvermögen vor. Schauen Sie sich den Schließmechanismus an, machen Sie die Tür probehalber auf und zu. Dann nehmen Sie Arbeitsblatt 26 und verstauen Sie, was Sie momentan in Ihrem Bewusstsein nicht brauchen können.

Arbeitsblatt 26

Verpackungskünste

Name und Datum: _____

Zunächst einmal benötigen Sie einen sicheren Aufbewahrungsort. Das kann der innere Tresor sein, aber auch eine große, fest schließende Tiefseemuschel. Oder Sie schicken einen Ballon in die Stratosphäre oder verwenden eine unterirdische Eishöhle am Südpol. Was immer plastisch vor Ihrem inneren Auge emporsteigt. Achten Sie besonders auf einen verlässlichen Schließmechanismus.

Notieren Sie hier, wie Sie sich Ihren Aufbewahrungsort vorstellen:

_____

_____

_____

_____

Jetzt ist die Frage, was Sie verpacken wollen: Unangenehme Gefühle? Stellen Sie sich vor, wie Sie Ihre Gefühle mit passenden Farben auf dickes Papier malen. Rollen Sie den Bogen auf, stecken sie ihn in eine Kartonröhre, kleben Sie den Deckel mit Panzertape fest. Wenn es Bilder sind: Denken Sie an ein Kino, gehen Sie in den

Barbara Günther-Haug: *Den Boden unter den Füßen verlieren* © mvg Verlag

beleuchteten Vorführraum. Sie brauchen nicht auf die Leinwand zu schauen, es ist sowieso nur eine ganz kleine Luke. Stoppen Sie den Projektor, spulen Sie den Film zurück, legen Sie die Rolle in die passende Hülle, schlingen Sie ein festes Gummiband herum. Möchten Sie Gedanken verpacken, benutzen Sie einen Zauberstab. Sie brauchen sich damit nur an die Stirn zu tippen, schon sehen Sie, wie er Ihnen die derzeit unerwünschten Gedanken aus dem Kopf zieht. Da hängen sie wie Schlieren an der Zauberstabspitze. Lassen Sie sie in eine Flasche rutschen, die Sie anschließend verkorken und versiegeln.

Schreiben Sie hier Ihre persönliche Vorstellung auf, seien Sie positiv kreativ, malen Sie sich alles so lebendig wie möglich aus:

_____

_____

_____

_____

Bringen Sie jetzt das solide Paket oder die Flasche zum sicheren Aufbewahrungsort. Öffnen Sie ihn und verstauen Sie Ihr Gepäckstück. Dann schließen Sie wieder sorgfältig ab.

An Ihrem sicheren Aufbewahrungsort geht nichts kaputt oder verloren. Alles wird einfach verwahrt, bis Sie es vielleicht wieder brauchen.

Barbara Günther-Haug: *Den Boden unter den Füßen verlieren* © mvg Verlag

Kapitel 18

Hilfe, das triggert mich – kleiner Reiz mit großer Wirkung

Wenn ein Hund misshandelt wurde, wird er künftig den Täter fürchten. Hatte der Täter einen dunklen Schnurrbart, zittert der Hund von nun an vielleicht vor allen dunklen Schnurrbärten, obwohl die an sich ja ungefährlich sind. Man sagt, er wurde auf diesen Reiz konditioniert.

Der Begriff der Konditionierung stammt von Iwan Pawlow, einem russischen Wissenschaftler, der ein berühmtes Experiment machte: Immer, wenn er seinen Hund fütterte, ließ er zugleich eine Glocke läuten. Der Hund pflegte beim Anblick des Fressens freudig zu sabbern. Schließlich ließ Pawlow die Glocke erschallen, brachte aber kein Futter mehr. Der Hund sabberte trotzdem – für ihn gehörten Glocke und Futter inzwischen zusammen. Nach einigen Enttäuschungen verlor sich der konditionierte Reflex wieder, und die Glocke konnte läuten, so lange sie wollte.

Konditionierung gibt es auch beim Menschen. Die an ein Schock-Ereignis gekoppelten, an sich unbedeutenden Nebenwahrnehmungen sind im Gedächtnisspeicher mit dem traumatischen Eindruck verschmolzen und rufen nun dieselben Abwehrreflexe wach. Wenn ein eigentlich banaler, aber traumaassoziierter Reiz eine starke und stereotype Stressreaktion auslöst, nennen wir dies in der Psychotraumatologie einen »Trigger«.

Pawlow benötigte in seinem nüchternen Setting mehrere Wiederholungen, bis der Hund den konditionierten Reflex entwickelte. Ein fulminantes Schock-Geschehen kann uns schlagartig einen Panikreflex einprogrammieren, der sich in der Folge selbst dann nicht verliert, wenn alles wieder friedlich ist. Wir wollen aber nicht lebenslang beim Eintritt in eine Krankenhauslobby weiche Knie bekommen, nur weil wir irgendwann in schlechtem Zustand in ein ähnliches Haus eingeliefert worden sind. Wir möchten die Empfindlichkeit für unsere Trigger loswerden und das durch den Schock ins Hirn gebrannte Muster löschen.

Vermeiden macht es schlimmer

Die meisten Betroffenen versuchen, ihrer Stressreaktion zu entgehen, indem sie die heiklen Trigger meiden. Diese Methode hat zwei Nachteile: Zum einen unterwerfen wir uns großen Beschränkungen, wenn wir zum Beispiel die Warnfarbe »Orange« nicht anschauen oder keine Nachrichten von Unfällen mehr im Radio hören können. Wir sind bald nur noch in Hab-Acht-Stellung und auf der Flucht, was die Stresshormonproduktion sofort ankurbelt. Zum andern verstärken wir durch Vermeidung die Wirkung des Triggers. Wie das? Ein Reiz muss, um stark zu wirken, zwei Bedingungen genügen:

Erstens muss es ein passender Reiz sein; etwas, das uns angenehm oder unangenehm berührt.

Zweitens muss der Reiz überraschend kommen.

Zur Erklärung: Angenommen, Sie mögen ein Lied sehr, und plötzlich läuft es im Autoradio. Dann swingen Sie mit. Aber wenn Sie dasselbe Lied in Ihre Playlist aufnehmen und jederzeit anhören können, stimuliert es Sie dann noch genauso? Nein. Deshalb kann man sich selbst auch nicht kitzeln. Der Reiz wäre der richtige, aber er kommt nicht überraschend.

Jeder psychische Reiz, ob angenehm oder unangenehm, stumpft durch absichtliche Wiederholung ab. Das gilt für Verliebte ebenso wie für den Anatom im Seziersaal, der irgendwann beim Anblick von Leichen nichts mehr empfindet.

Beim Vermeiden begehen wir den Fehler, dass wir einem Reiz krampfhaft auszuweichen suchen, bis er uns schließlich doch überrascht und folglich umso härter trifft. Das gilt auch für Menschen, die sich ohne ersichtlichen Grund angewöhnt haben, Aufzüge, Tunnel, Spinnen und anderes zu fürchten. Man spricht hier von Phobien, die manchmal tiefenpsychologische Wurzeln haben. Schreckreflex und Vermeidungstendenzen sind dieselben wie bei Triggern infolge eines Traumas.

In beiden Fällen müssen wir den Stier bei den Hörnern packen und uns den Trigger-Reiz so lange zu Gemüte führen, bis er uns nichts mehr ausmacht. Das nennt man Expositionstherapie. Ein solches Vorgehen setzt voraus, dass der Reiz wirklich harmlos und nur für uns persönlich belastend ist. Wir wollen nicht lernen, auf Nagelbrettern zu sitzen. Der Fakir spürt zwar angeblich auch keinen Schmerz, aber das gelingt ihm nur durch Abspaltung wichtiger Wahrnehmungen, auf die wir lieber nicht verzichten wollen.

Trigger identifizieren und auflösen

Zunächst müssen wir wissen, was uns triggert: Das kann der Anblick von Rettungswagen sein, Arztkittel, Alkoholgeruch, Amtsgebäude, laute Stimmen oder die Feuersirene. Manche Trigger sind noch unspezifischer. Dann hat sich etwas in unser Bewusstsein geprägt, das mit dem Schock ganz zufällig einherging: der Geruch eines Putzmittels, ein Klingelton, heftiger Wind. Überhaupt kann die Natur uns triggern: Am Jahrestag nach dem Schock werden die Lichtverhältnisse, das Wetter und meist auch die Vegetation ziemlich genau so sein wie damals. Deshalb belastet uns der Jahrestag rein reflexhaft, selbst wenn wir auf gedanklicher Ebene schon einiges geordnet haben.

Die getriggerte Reaktion wird eine Mischung aus Angst und Dissoziation sein, teils Panik mit Herzklopfen, Zittern, Schwitzen, teils Benommenheit mit verzerrten Wahrnehmungen und Gedächtnislücken. Indem Sie sich genau vergegenwärtigen, was der Trigger-Reiz mit Ihnen macht, schwächen Sie das Überraschungsmoment. Sie wissen, wogegen Sie sich wappnen müssen mit Gegenwartsankern, Präsenzspielen, Achtsamkeit und Rechnen (siehe Kapitel 6, 7, 9). Und dann geht es ans Üben. Machen Sie sich mit Arbeitsblatt 27 einen Plan. Vergessen Sie anschließend nicht eine kleine Belohnung, denn solch ein Expositions-Training ist eine Leistung. Wie wäre es mit jeweils 5 Euro in ein Schwein?

Arbeitsblatt 27

Genug getriggert

Name und Datum: _____

1. Überlegen Sie zunächst, was Sie triggert. Schreiben Sie alles hin, auch Auslöser-Reize, die Ihnen bizarr erscheinen wie »Weihrauch« oder »Luftballons«.

    _____

    _____

    _____

2. Notieren Sie ausführlich, welche Schreckreaktionen die Trigger bei Ihnen hervorrufen; falls nötig für jeden Trigger einzeln. Beispielsweise: flaues Gefühl, Muskelstarre, Stimme verschlagen, Schwindel, Ohrensausen, Autopilot, Kopf wie leergeräumt, kein Gefühl mehr in den Beinen, Angst, Wut, Gedanken wie: »Ich bin schuld« oder »Die wollen mir was«.

    _____

    _____

_____

_____

3. Rücken Sie überzogene Angstgedanken gleich zurecht, zum
    Beispiel so: »Mit mir stimmt alles« oder »Ich bin in Sicherheit«.

_____

_____

_____

_____

4. Welche Gegenwartsanker, Präsenz- und Achtsamkeitstechni-
    ken werden Ihnen helfen, diese Reaktionen abzuschwächen?
    Da sich auch Gegenwartsanker verbrauchen, sollten Sie sich für
    diesen Zweck vielleicht ein paar neue zulegen. Und trainieren
    Sie im Vorfeld der Exposition gut das achtsame Atmen.

_____

_____

_____

_____

5. Schreiben Sie jetzt auf, wie Sie sich Ihren Trigger-Reizen exponieren wollen. Schluss mit den unangenehmen Überraschungen! Gestalten Sie Ihr Training humorvoll. Wenn Sie Angst vor dem Tatütata des Rettungswagens haben, kaufen Sie sich ein Spielzeugauto mit Soundeffekt. Anschließend gehen Sie zum Feuerwehrfest. Wenn Sie die Krankenhauslobby triggert, gehen Sie dort in der Cafeteria Kuchen essen. Loben Sie den Kuchen vor Ihrer Begleitung; er schmeckt gleich besser, wenn man nicht in Behandlung ist. Wenn Sie Angst vor einer geballten Faust haben, nehmen Sie sich Popeye oder Asterix vor und schauen Sie deren geballte Fäuste an. Sollte Ihnen nichts Rechtes zu Ihrem Thema einfallen, bitten Sie jemanden um Rat. Außenstehende sind an dieser Stelle freier im Denken. Gehen Sie besonnen vor – weder phobisch noch kontraphobisch. Das bedeutet, weder die Flucht nach vorn antreten und zu viel auf einmal schaffen wollen noch das notwendige Training unterlassen, wodurch sich die Angst immer höher auftürmt. Wenn Sie kleine Schritte in die richtige Richtung machen, einen nach dem andern, kommen Sie voran.

Barbara Günther-Haug: *Den Boden unter den Füßen verlieren* © mvg Verlag

Kapitel 19

Ran an die Realität

Die Psychiaterin Elisabeth Kübler-Ross proklamierte vier Phasen, die Menschen nach Schicksalsschlägen durchlaufen, ehe sie zu Akzeptanz gelangen: Leugnen – Zorn – Verhandlung – Depression (in ihrem Standardwerk *Interviews mit Sterbenden*, Kreuz-Verlag).

Allerdings lehrt die Erfahrung, dass eine Depression nicht unbedingt von Akzeptanz abgelöst wird, sondern als Verbitterung, Resignation oder Zynismus in der Seele untergründig Wurzeln schlagen kann. Umgekehrt gibt es Betroffene, die trotz anfänglichen Schocks sehr bald den Tatsachen ins Auge blicken und ihre Angelegenheiten in Angriff nehmen. Was nicht heißt, dass sie nicht trauern und Zeit brauchen für ihren Schmerz. Aber Trauer ist lebendig und bewegend, eine Depression dagegen starr und abtötend. Das Modell von Kübler-Ross zeigt ein typisches Reaktionsmuster auf, das uns die Trauma-Verarbeitung erschweren kann, und wir sollten uns damit auseinandersetzen, damit es uns leichter fällt, unser eigenes Befinden einzuordnen und Beschwerden zu überwinden.

Der große Umweg

Schauen wir uns an, wie die vier Phasen im Einzelnen ablaufen können. Dabei muss es nicht gleich um Leben und Tod gehen, wie das folgende Beispiel zeigt:

1) Verleugnung

Frau A wird von Herrn B verlassen, denn er hat sich in jemand anderes verliebt. Frau A ist schockiert. Sie hätte nie mit so etwas gerechnet und kann es kaum glauben. Zu ihren Freundinnen sagt sie, dass Herr B nicht wisse, was er tue. Er liebe sie nach wie vor, sie seien Seelenverwandte. Es sei nur ein Intermezzo, er werde zurückkommen. Während sie so spricht, wirkt sie unruhig und angespannt, möchte von den Freundinnen in ihrer Sicht der Dinge bestätigt werden.

2) Zorn

Frau A wird sehr wütend auf Herrn B, den Mistkerl, der noch keine Zeichen von Besinnung zeigt. Sie ist außerdem wütend auf ihre Freundinnen, die Andeutungen machen, dass es vielleicht doch vorbei sein könnte. Frau A ist neidisch auf glückliche Pärchen, schmiedet Rachepläne. Sie könnte vor Wut die Neue von Herrn B ermorden. Frau A wird von ihren Gefühlen, auf die sie ein Recht zu haben glaubt, gerädert. Zwar würde sie in Wahrheit nie einen Mord begehen, aber ihren eigenen Seelenfrieden opfert sie hin.

3) Verhandlung

Frau A überwindet sich und bittet den treulosen Herrn B um ein Treffen. Sie bietet an, sich die Haare blond zu färben, was Herr B ja immer wollte. Auch erwähnt sie ihr gutes Einkommen, während die Rivalin nichts hat. Ob man nicht die lang geplante Kreuzfahrt machen und sich gründlich aussprechen wolle? Herr B verneint. Oder er bejaht und stellt nachher fest, dass die Aussprache nichts geändert hat. Frau A ist gedemütigt, frustriert, außer sich.

4) Depression

Frau A hat sich für Herrn B's Handlungen zunächst ihre eigene, weniger schmerzliche, leider aber unwahrscheinliche Erklärung zurechtgelegt. Nun aber bekommt sie es mit Realitäten zu tun, die ihren Überlegungen Unrecht geben. Statt ihr Denken der Realität anzugleichen, versucht sie, die Fakten so lange umzudeuten oder zu ignorieren, bis sie wieder zu ihren Wünschen passen. Das erfordert permanente kognitive Anstrengungen, weil die Realität überall ist und man ihr nicht wirklich entrinnen kann. Auch in Frau A's Gehirn sickern Wahrnehmungen, die ihre verzweifelten Hoffnungen Lügen strafen. Ständig ist sie damit beschäftigt, allen missliebigen Schlussfolgerungen auszuweichen, was schon im Wachen schwierig ist, im Schlaf aber ziemlich unmöglich. Dann brechen sich Ängste in Form von Alpträumen Bahn. Also schläft Frau A nicht mehr. Stattdessen widmet sie sich umso ausführlicher ihren Gefühlen, auf die sie natürlich ein Recht hat, die aber in solch geballter Form sehr strapaziös für ihren Organismus sind.

Zwar braucht Frau A genügend Raum für das emotionale Abreagieren, doch begleitend wären Selbstregulations-Skills nützlich gewesen, um unerwünschte Prozesse zu begrenzen, bei denen sich die Gefühle immer weiter aufschaukeln. Auch eine nüchterne Prüfung der Sachlage könnte bei der Kursfestlegung helfen. Frau A lässt jedoch ihren Gefühlen freien Lauf, bis diese ihr ganzes Denken und Handeln bestimmen und sie von einer peinlichen Situation in die nächste hetzen. Die nervliche Dauerspannung, die überhitzte Gefühlsküche, die entwürdigenden Niederlagen erschöpfen sie so sehr, dass kein Funken Energie und Selbstvertrauen mehr übrigbleibt. Sie rutscht in die Depression.

5) Und nun Akzeptanz – oder nicht?

Frau A erhält eine Krankschreibung, ein Medikament und den Zuspruch wohlmeinender Freunde und erholt sich langsam. Sogar der Arbeitgeber reagiert fürsorglich und sagt, sie möge sich Zeit nehmen. Wird sie jetzt das Ende der Beziehung akzeptieren, obwohl sie im Herzen noch nicht über Herrn B hinweg ist? Das ginge nicht ohne Arbeit an ihren Gefühlen ab, ohne große Trauer und Bestürzung, brächte ihr letztlich aber die Freiheit. Oder wird sie ihren Feldzug mit frischer Kraft von vorn beginnen? Auch das kommt vor. Dann stünde ihr eine harte Zeit und vielleicht ein weiterer Zusammenbruch bevor.

Manche Ereignisse sind so schwer zu begreifen, dass unser Gehirn bei dem Versuch dicht macht und uns weismachen will, es sei gar nichts geschehen. Oder aber es setzt sich all unsere Fantasie in Gang, um den Dingen ein anderes Gesicht zu geben. Wenn dann die Realität unaufhaltsam hereindrängt, kämpft die Seele einen verzweifelten Kampf: Aufbegehren, Umdeuten, Leugnen sind alles sehr menschliche und verständliche Reaktionen, aber sie sind dazu geeignet, die Lage noch zu verschlimmern.

Die vier Phasen von Verleugnung bis Depression sind eigentlich genau das, was man nicht will. Trotzdem »tappen« Betroffene gerne »in diese Falle«. Dies ist jedoch kein unabwendbares Schicksal. Natürlich kann man eine harte Wahrheit nicht über Nacht zur Gänze begreifen. Das geschockte Gehirn muss sich erst wieder beruhigen. Schon zur rein kognitiven, also noch nicht emotionalen Verarbeitung sind einige Tage Abschirmung und Trost absolut nötig. Aber letztlich wollen wir möglichst bald in der Realität ankommen: Nur dort finden sich echter Beistand, echtes Verständnis und schließlich eine echte Entwicklung in die gute Richtung.

Radikale Akzeptanz

Radikale Akzeptanz ist sozusagen die Abkürzung auf dem Weg zur Realitätsbewältigung, wenn auch eine steile. Statt die Vergangenheit geistig immer wieder auseinanderzunehmen in der Hoffnung, dass sie sich doch irgendwie anders zusammensetzen lässt, akzeptieren wir: Was passiert ist, lässt sich nicht mehr ändern. Wir müssen damit leben, und die vor uns liegenden Probleme möglichst geschickt anpacken.

Wichtig: Radikale Akzeptanz lässt sich nicht gewaltsam herbeiführen. Man soll auf niemanden mit dem Holzhammer einknüppeln, frei nach dem Motto: »Jetzt kapier es doch endlich!«

Radikale Akzeptant ist vielmehr eine Haltung, die jeder nur freiwillig und für sich allein erreichen kann, wenn auch sanfte Unterstützung hilfreich ist. Das Leben zeigt uns deutlich genug, was wir akzeptieren sollten. Doch dafür müssen wir uns in einem ruhigen Moment hinsetzen und prüfen, ob Akzeptanz unser Herz und unsere Seele nicht leichter machen und uns von immer neuen Enttäuschungen und vergiftendem Kummer erlösen könnte.

Wenn wir die Realität ertragen lernen, heißt das nicht, dass wir ständig mit ihren traurigsten Aspekten befasst sein müssen. Im Gegenteil, erst dadurch, dass wir die Wirklichkeit anschauen, sind wir im Stande, auch ihre kleinen und großen guten Momente wieder wahrzunehmen.

Niemand kann einen anderen Menschen zur Akzeptanz zwingen. Wir dürfen uns auch für unsere Fantasiewelten entscheiden – bleibt nur die Frage, ob damit unserer Gesundheit tatsächlich gedient ist.

Auf dem Weg zur Akzeptanz sollten wir nicht übers Ziel hinausschießen und uns in düstere Prophezeiungen versteigen, sondern allein Tatsachen gelten lassen. Dabei erkennen wir an, dass wir über Vergangenheit und Gegenwart fundiertes Wissen besitzen, nicht aber über die Zukunft. Die Zukunft lässt stets die Hoffnung zu, dass die Dinge am Ende ihren eigenen guten Gang gehen werden – was dann besonders gut möglich ist, wenn wir den Realitäten Rechnung tragen und die Wirklichkeit akzeptieren lernen.

Machen wir uns zudem klar, welche hilfreichen Ressourcen uns zur Verfügung stehen. Schräge Vermutungen, Meinungen, Verdächtigungen sollten wir dagegen zurückweisen. Ich habe hier einige Beispiele formuliert, die das verdeutlichen.

Richtig:

»Ich habe meinen Job verloren und muss mir eine neue Arbeit suchen. Jetzt schaue ich erstmal im Internet, wie man da vorgeht«

Falsch:

»Ich werde nie mehr etwas finden.«

Richtig:

»Meine Diagnose ist ernst. Ich werde einige therapeutische Maßnahmen in mein Leben einbauen und auf den nötigen Ausgleich
achten müssen. Ich frage nochmal meinen Hausarzt.«

Falsch:

»Ich bin so gut wie tot.«

Richtig:

»Dieser Einsatz hat mich so schockiert, dass mein Kopf nicht mehr
funktioniert. Ich suche mir therapeutische Hilfe.«

Falsch:

»Einem richtigen Soldaten hätte das nicht passieren dürfen.«

Manchmal wirft die Betrachtung der Realität Fragen auf. Dies lässt
sich wieder an obigen Beispielen erklären.

Wie wir angesichts der Realität weiterführende Fragen stellen:

»Werde ich meinen Kredit weiter bedienen können, wenn ich Arbeitslosengeld erhalte?«
»Muss ich jemanden bevollmächtigen?«
»Werde ich weiter im Außendienst tätig sein können, wo ich für mein gestresstes Gehirn neue Schock-Erfahrungen riskiere?«

Wir wünschen uns Fortschritte. Schon das Formulieren der Frage öffnet eine Sichtachse in die richtige Richtung. Machen Sie einen Versuch mit Arbeitsblatt 28.

Arbeitsblatt 28

Eine lange Sache kurz machen

Name und Datum: _____

Radikale Akzeptanz erspart uns Umschweife, Ausreden, Eiertänze, sprich: fruchtlose geistige Arbeit. Ohne das verwirrende Drumherum werden die Konturen klar. So erfasst Ihr Gehirn leichter die Sachlage und kann sich um die Bewältigung kümmern.

1. **Welche Fakten müssen Sie akzeptieren?** Schreiben Sie zunächst möglichst kurz auf, was Schlimmes geschehen ist. Beschränken Sie sich dabei auf den Kern der Sache.

   _____

   _____

   _____

   _____

Checken Sie, ob Sie wirklich nur Fakten notiert haben. Alle subjektiven Ansichten, Spekulationen, Ausschmückungen streichen Sie wieder weg.

2. **Welche dringenden Fragen ergeben sich in diesem Zusammenhang?** Ich denke da an Themen aus den Bereichen Gesundheit, Finanzen, Arbeit, Familie.

_____

_____

_____

3. **Welche persönlichen Ressourcen stehen Ihnen zur Verfügung?** Zum Beispiel materielle Ausstattung, Durchhalte-Qualitäten, aber auch Vorerfahrungen und Sachkenntnisse, die Ihnen jetzt hilfreich sind.

_____

_____

_____

4. **Wen können Sie um Rat und Unterstützung bitten?** Neben Verwandtschaft, Freunden, Kollegen gibt es auch die Anlaufstellen aus Kapitel 16.

_____

_____

_____

Kapitel 20

Ihr könnt mich alle mal

In der ersten Zeit nach dem Schock verkriecht man sich und braucht Schonung. Oft leistet das Umfeld redlichen Beistand. Dann aber vergehen die Wochen, und irgendwann kehren die Helfer zu ihren eigenen Angelegenheiten zurück. Sie interessieren sich zwar weiter für den Betroffenen, doch weniger, um ihn zu versorgen, als um zu sehen, ob er sich nicht langsam »aufrafft«.

Ich darf die Verstimmungen, die sich in dieser Phase oft ergeben, anhand eines Beispiels erläutern: Stellen Sie sich vor, dass ein Familienvater schwer erkrankt war, sich operieren und strahlentherapeutisch behandeln lassen musste. Jetzt geht es ihm besser, allerdings weiß niemand genau, für wie lange, und das bereitet ihm große Sorgen. Auch fühlt er sich immer noch angeschlagen. Die Familie hingegen findet, dass er vorerst das Gröbste hinter sich hat und wieder mehr auf dem Posten sein sollte, und sei es nur am Abendbrottisch. Der Patient sieht sich überfordert und äußert das auch. Die Familie wiederum verlangt, dass er sich einen Ruck geben möge. Man will ihn wieder lächeln sehen; gemütlich beisammensitzen, selbst wenn der Vater noch wackelig auf den Beinen ist. Der fühlt sich missverstanden, verstoßen. Nicht selten geht er vorwurfsvoll in Rückzug, will von niemandem mehr etwas wissen, was allerdings sein Leiden vermehrt. Denn ein Schock kann sich in einem

Gehirn, das sich in sich selbst verschließt, erst recht breitmachen. Das tut vor allem dem Betroffenen weh.

Die scheinbare Verschwörung der Umwelt, ab einem bestimmten Punkt so zu tun, als sei alles ausgestanden, ist teilweise ein Phänomen jüngeren Datums. Bis zur Hälfte des zwanzigsten Jahrhunderts legten Witwen ihre Trauerkleider nie mehr ab. Sie bewegten sich mit erstarrten Mienen unter ihresgleichen, und genau dies wurde von ihnen erwartet. Noch heute ist es in vielen Ländern so. Allerdings sind Witwen, wenn auch alleinstehend, doch nicht tot. Ihre Gesundheit leidet unter der Dauer-Trauer, ihr ganzes Dasein engt sich ein. Programmatisch festgeschriebene Melancholie ist genauso wenig das Wahre wie die Verleugnung von noch frischem Kummer und Leid.

Welche Art von Verhalten hilft uns demnach am besten bei der Bewältigung von Schock-Erfahrungen? Besinnlicher Rückzug oder beherzte Aktivität? Nach einer anfänglichen Phase der Rücksicht wird man sagen: Beides ist wichtig und muss abwechselnd in den Tag integriert werden. Viele Menschen gehen davon aus, dass sie vor einer »Rückkehr ins Leben« erst ihre Trauer und Ängste besiegt haben müssen. Das wäre aber ein Trugschluss. Nur durch die Teilnahme am Leben, die immerwährende Erprobung in den Herausforderungen des Alltags trainieren wir unsere Kompetenzen. Nur so erhalten wir zudem die geistige Nahrung, die wir für unser Gedeihen brauchen. Wir wollen nicht den Anschluss verlieren, das würde die Angst nur vermehren.

Die erste Wegstrecke im neuen Lebensabschnitt nach dem Schock kostet allerdings besonders viel Mut und Entschlossenheit, und manchmal braucht man zum Einstieg psychotherapeutische Hilfe. In irgendeiner Form aber wird der Aufbruch gelingen, und das ist gut so. Die Karawane der Menschheit steht nie still, bleibt mit ihren zahlreichen Geschäften, Begehrlichkeiten und Pflichten stets in Bewegung. Wer nach einem Schock merkt, dass sich nun auch die nächsten Angehörigen wieder in Trab setzen, sollte sein eigenes Kamel satteln.

Der erste Ausritt nach dem Schock

Anfangs steht man zwischen Teufel und Beelzebub: Wenn wir menschlichen Kontakt scheuen, werden wir einsam. Das ist schlecht, denn in der Einsamkeit grassieren Gefahren wie Realitätsverlust, Depression und Sucht. Kehren wir aber zurück in Gesellschaft, drohen wir, immer wieder retraumatisiert, also neu in unserem Schmerz getriggert zu werden: Wir erkennen, dass andere noch zu zweit sind, gesund mit gesunden Kindern, reich, mächtig, jung oder schön. Das ist schwer zu ertragen. Bekannte rücken an und fragen nach unserem Befinden. Dies stößt uns mit der Nase auf unser Unglück, das wir gerade fast für einen Moment vergessen hatten. Sofort scheint das Gehirn vor Schreck zusammenzuschrumpfen.

Deshalb bereiten Sie Ihre Rückkehr ins Gewimmel gut vor. Ohne Gegenwartsanker geht es nicht, denn zu Beginn muss man ständig auf mittelschwere Rempler gefasst sein. Das ist nicht schön, aber rutschen Sie trotzdem nicht in Frust auslösende Vermeidungsstrategien. Damit das Gehirn mitmacht, nutzen Sie achtsames Atmen und Präsenztechniken. Vielleicht können Sie einen Vertrauten mitnehmen, wenn es erstmals in die Öffentlichkeit geht, der Sie ein wenig abschirmt. In Runden, wo niemand von Ihrem Schock-Erlebnis weiß, werden Ihnen keine prekären Fragen gestellt. Sie müssen nur den Krach, die Heiterkeit oder Anspannung der andern aushalten.

Fangen Sie klein an. Suchen Sie sich eine ruhige Ecke und bleiben Sie möglichst nur eine Stunde. Ihre Psyche muss sich an den

Trubel in kleinen Schritten gewöhnen. Gespielte Munterkeit ist unnötig. Wenn Sie Fassung und Präsenz bewahren, dann genügt das völlig, ja, dann können Sie sich auf die Schulter klopfen.

Es kann natürlich vorkommen, dass Sie nachher mit Ihrer Einstiegs-Vorstellung nicht zufrieden sind. Vielleicht denken Sie, dass Sie unangenehm aufgefallen wären. Nun denkt man bekanntlich viel, wenn der Tag lang ist, das muss ja gar nicht stimmen. Deshalb meine Bitte: Kritisieren Sie sich nicht in Grund und Boden. Erinnern Sie sich an die alte Wahrheit: Aller Anfang ist schwer. Bereiten Sie den nächsten Auftritt vor. Vertrauen Sie auf die Toleranz oder auch schlichte Ignoranz der andern. Toleranz ist eine schöne Tugend, wir werden sie alle gelegentlich brauchen. Betrachten Sie sich nicht als Aussätzigen, der in die Leprösen-Siedlung gehört. Sie sind weiter Mitglied der Gesellschaft und wissen gerade durch das, was Sie durchgemacht habe, mehr vom Leben als andere. Ach ja, dieser Gedanke schmerzt noch. Allerdings kommt bei Schock-Erfahrungen so ziemlich jeder mal an die Reihe. Eines Tages werden die Rollen vielleicht vertauscht sein.

Fast noch kniffliger liegt der Fall, wenn wir Leute treffen, die von unserem Schicksalsschlag wissen oder zumindest etwas ahnen. Wir haben eine Weile gefehlt, folglich gab es Gerüchte. Und nun steht man voreinander, Befangenheit macht sich auf beiden Seiten breit. Die Sache ist auch für Ihr Gegenüber nicht einfach: Soll man als guter Kollege oder Nachbar nachfragen, oder wäre das aufdringlich?

Schüchterne Personen werden an dieser Stelle wie gewohnt schweigen, mitteilsame dagegen vorpreschen. Beides hat Vor- und Nachteile: Der Schweiger lässt uns in Ruhe, womöglich aber nur aus Gleichgültigkeit. Der Redner ist bemüht, das Eis zu brechen, vielleicht aber nur aus Sensationsgier. Unserer wunden Psyche erscheint die negative Version stets einleuchtender, und gleich möchten wir wieder von der Bildfläche verschwinden.

Wahrscheinlich sind nicht alle Ihre Bekannten von beispielhaftem Zartgefühl, aber seien Sie versichert: Im Prinzip sind sie überwiegend harmlos. Kleine Ausrutscher wollen wir weder uns noch anderen übelnehmen. Es ist eben eine besondere Situation. Am besten, wir ergreifen in solchen ersten Begegnungen selbst das Steuer.

Wem sage ich was?

Weihen Sie Ihren Partner, Ihre Partnerin so bald wie möglich ein. Vielleicht möchten Sie erst einmal selbst verstehen, was da über Sie hereingebrochen ist, oder Sie werden sich die richtigen Worte zurechtlegen wollen. Geben Sie sich eine Bedenkzeit, aber dann reden Sie Klartext. Verstecken Sie unangenehme Post nicht im Schrank. Machen Sie es nicht wie manche Leute, die nach dem Verlust ihres Jobs monatelang so tun, als würden sie noch zur Arbeit gehen. Wie müssen die Bedauernswerten sich schämen! Nein, hier ist Offenheit angebracht, nur so erhalten Sie die nötige Unterstützung.

Bei den Eltern wird es schwieriger: Sind sie alt oder gebrechlich, will man ihnen Kummer ersparen, und genauso den Kindern. Bedenken Sie aber, dass viele Dinge sich unaufhaltsam herumsprechen. Die Kinder etwa sollen die schlechte Nachricht von einer Trennung der Eltern nicht auf dem Schulhof erfahren. Es ist wahr, wir fürchten uns vor der Wirkung solcher Geständnisse; möchten unser eigenes Entsetzen nicht in den Mienen unserer Nächsten gespiegelt sehen. Aber es hilft nichts, wir müssen uns der Realität beugen. Sie ist das kleinere Übel verglichen mit Lügenmärchen oder Ausweichmanövern, die letztendlich nichts als den Verlust von

Vertrauen und Intimität bedeuten. Freilich soll man die Wahrheit behutsam dosieren. Kinder und Eltern brauchen nicht jedes Detail zu wissen, nur die groben Züge in einfachen, klaren Worten. Vergessen Sie nicht, auch die positiven Aspekte zu erwähnen. Wählen Sie für solch ein Gespräch einen ruhigen Moment, in dem sich alle leidlich stabil fühlen.

Wie Sie das anfangen sollen? Ich gebe Ihnen da gerne einen möglichen Anfang an die Hand. Sagen Sie ernsthaft: »Setzt euch mal hin, ich muss euch etwas erzählen, leider.«

So gewarnt, werden Ihre Zuhörer der schlechten Nachricht wohl standhalten. Das heißt nicht unbedingt, dass man Sie sogleich liebevoll auffängt. Kann sein, die andern sind erst einmal überfordert oder kommen Ihnen gar mit Tadel und Empörung. Dann reden Sie sich nicht den Mund fusselig, sondern wiederholen nur immer: »Ja, aber so ist das jetzt eben.«

Sie selbst müssen mit den harten Tatsachen leben und der Rest der Welt desgleichen. Geben Sie Ihren Angehörigen Bedenkzeit, auch Sie haben diese ja benötigt. Nur weil der Schock für Sie unfassbar groß war, verkennen Sie bitte nicht, wie schockierend die Nachricht auch auf andere wirken kann.

Ihr Gegenüber wird sich die Neuigkeit erst einmal durch den Kopf gehen lassen wollen und dann vielleicht im zweiten Anlauf einsichtiger urteilen. Überlegen Sie, ob nicht die ein oder andere Kritik oder Idee von außen sogar weiterführt. Seien Sie aber nicht enttäuscht, wenn am Ende keine großen Rückmeldungen kommen. Sie wissen ja, der Ausweichkurs ist verlockend, und gerade Senioren und Kinder hoffen einfach, dass es schon irgendwie werden wird.

Außerhalb der engsten Familie wägen Sie sorgfältig ab, wen Sie »zum Üben« ins Vertrauen ziehen. Im Prinzip ist Reden der Trauma-Verarbeitung dienlicher als Verstummen. Um aber weitere Frustrationen zu vermeiden, wenden Sie sich bevorzugt an verlässliche Menschen, von denen man sich Rat, Halt und Diskretion erwarten darf.

Und dann gibt es noch die vielen Fernerstehenden, denen man in der Stadt, auf Feiern oder im Job über den Weg läuft. Je mehr Sie sich hier auf kleine Gespräche einlassen, umso eher werden solche Begegnungen auch für Sie wieder normal. Natürlich müssen Sie von sich aus nichts Unangenehmes anschneiden oder in Erklärungen und Bekenntnisse verfallen – besonders nicht in Momenten, die wenig Vertraulichkeit erlauben wie im Großraumbüro. Wenn Sie jemanden auf sanfte Art abweisen wollen, versuchen Sie eine dieser drei Varianten:

Gesprächselemente für eine erste Reaktion:

1. »Es war mir alles etwas viel geworden, du weißt ja, wie das ist.«
2. Mit einem Kopfschütteln und Lächeln: »Frag lieber nicht!«
3. »Ich erzähl's dir ein anderes Mal.«

Wenn Sie auf die Erkundigung: »Und wie geht es dir?« allergisch reagieren, weil sie sich zu oft oder gar drängend wiederholt, dann greifen Sie ruhig auf eine dieser Wendungen zurück:

Gesprächselemente, wenn andere zu viel erwarten:

1. »Braucht halt alles seine Zeit.«
2. »Kannst du dir ja denken.«
3. »Es war sehr schwer, das musst du verstehen.«

Ihrem Arbeitgeber sind Sie juristisch gesehen keine Auskünfte über eventuelle Krankheiten schuldig. Nehmen Sie Genesungswünsche freundlich entgegen und fühlen Sie sich nicht angegriffen, wenn man Ihnen ein Planungsgespräch vorschlägt, aber halten Sie sich bedeckt, was die persönlichen Einzelheiten angeht. Bringen Sie stattdessen konkrete Vorschläge, welche Tätigkeiten Sie nach der Krankschreibung unter Berücksichtigung Ihrer aktuellen Kräfte ausüben können. Falls nötig, beantragen Sie durch Ihren Arzt eine betriebliche Wiedereingliederungsmaßnahme. So lässt sich der Weg zurück etappenweise meistern.

Auch im Privatleben mag und sollte man nicht mehr nur über die Schock-Erfahrung reden. Sie wissen, jeder freut sich, wenn Sie wieder einmal lachen! Lassen Sie sich ruhig auf eine kleine Plauderei ein. Mischen Sie leichte und schwere Themen gut durch. Fragen Sie die andern nach ihren Erlebnissen oder reden Sie von gemeinsamen Hobbies.

Kurbeln Sie Ihr Sozialleben wieder an. Wir sind Herdentiere, wir wollen nicht in der Schock-Wüste verloren gehen. Setzen Sie sich mit Arbeitsblatt 29 ein paar Ziele.

Strategieplan zur Kontaktaufnahme

Name und Datum: _____

Kontaktpersonen: Schreiben Sie zunächst ein paar Namen auf von Leuten, mit denen Sie sonst regelmäßig Kontakt hatten.

Familiär: _____

_____

Im Freundeskreis: _____

_____

Aus der Nachbarschaft: _____

_____

Im Beruf: _____

_____

Im Verein: _____

_____

Barbara Günther-Haug: *Den Boden unter den Füßen verlieren* © mvg Verlag

Unterstreichen Sie die Namen derjenigen, mit denen Sie in letzter Zeit kaum gesprochen haben. Machen Sie sich klar, dass all diese Beziehungen auf ihre Art ganz gut funktioniert hatten. Im Beruf braucht man wen für die Pause; in der Freizeit jemanden zum Grillen. Wie und wann können wir uns bei den alten Kumpeln wieder melden? Zum Beispiel per Telefon, E-Mail, Whatsapp und Intranet geht das ganz unkompliziert. Wir können auch vorbeigehen oder einfach reinschneien. Machen Sie sich nichts draus, wenn das letzte Mal schon eine Weile her ist. Die andern haben auch nicht Freunde ohne Ende. Jeder kann froh sein, wenn Sie wieder auftauchen.

Und was sollen Sie sagen? Legen Sie sich keine große Ansprache zurecht, das erhöht den Stress. Nutzen Sie die üblichen Floskeln:

»Na, wie geht's?« – »Wollte mich mal melden.« – »Bin übrigens zurück.« – »Hast du Zeit für einen Kaffee?« – »Wie läuft's bei dir so?«

Dann liegt der Ball im anderen Feld. Damit Sie nicht zu lange zögern, schreiben Sie sich einen Plan, wie Sie die Kontakte neu auffrischen wollen.

Die erste Kontaktaufnahme:

Wen kontaktieren? Ich melde mich wie? Wann?
Beispiel:

Inge   Gehe zur Chorprobe   Übermorgen

_____   _____   _____

_____   _____   _____

_____   _____   _____

_____   _____   _____

Kapitel 21

Jetzt lauern Wundertäter und falsche Geschäftsfreunde

Wir wollen uns nicht selbst betrügen – und nicht betrügen lassen. Mit Ängsten lässt sich viel Geld verdienen. Jeden Abend werden im Fernsehen fragwürdig wirksame Medikamente beworben. Man könnte einwenden, dass zumindest die gute Suggestion hilft, der sogenannte Placebo-Effekt. Gestärkte Hoffnung hat natürlich ihren Wert, solange gesunder Menschenverstand und Geldbeutel nicht zu sehr dabei leiden.

Gefährlich wird es, wenn wir in die Krallen professioneller Abzocker geraten, die aus unseren Sorgen Profit schlagen. Da wären zunächst einmal Wunderheiler, die große Versprechungen machen: »Ich helfe Ihnen, meine Spezialkur macht die gefürchtete Operation oder Chemotherapie überflüssig.«

Das ist in mehrfacher Hinsicht fatal: Erstens entstehen hohe Ausgaben, zweitens unterbleiben bewährte und vielleicht unerlässliche Behandlungen und drittens gerät der Patient in Wallung: Er will das Beste glauben, spürt aber die Krankheit in sich rumoren. Inständig verlangt er nach Beschwichtigung seiner Zweifel, wird aber nie »satt«, weil er ja merkt, dass etwas nicht stimmt. Die ständige Unruhe belastet den Organismus zusätzlich.

Von solcher Scharlatanerie klar abzugrenzen sind Methoden der alternativen Medizin, die eine schulmedizinische Behandlung unterstützen können, zumal man sich hier mehr Zeit für Erklärungen und Feinheiten nimmt. Misstrauisch sollten Sie werden, wenn man Sie Ihren Fachärzten abspenstig machen möchte und exorbitante Erfolge verspricht zu entsprechenden Kosten, die keine Krankenkasse übernimmt, weil der Wirksamkeitsnachweis fehlt. Lassen Sie sich nicht von schamlos erlogenen »Erfahrungsberichten« blenden. Als ehedem die Fotografie erfunden wurde, gab es sehr überzeugende Bilder von Störchen, die Babys aus Teichen und Kohlköpfen fischten. Auch tanzende Elfen wurden reichlich gesichtet. Da hatte man nun den Beweis, oder nicht?

Not macht erfinderisch, sagt das Sprichwort. Dies stimmt in verschiedener Hinsicht. Wir werden in der Not auch erfinderisch im Ausdenken von Rettungsszenarien – was in Ordnung und sogar hilfreich ist, solange wir nur Fantasie von Wirklichkeit unterscheiden. Wenn jemand ernsthaft behauptet, dass er naturgegebene Grenzen sprengen und gegen einen Obolus das Unmögliche möglich machen kann, dann handelt es sich um Betrüger. Niemand blickt in die Zukunft oder könnte Ihr Schicksal besser aus den Sternen vorhersagen, als Sie selbst es mit vernünftigem Denken vermöchten. Da haben Sie das Schüsselwort: Schalten Sie Ihre Vernunft nicht aus – auch dann nicht, wenn es allzu verlockend klingt.

Wahrsagerinnen arbeiten oft telefonisch mit kostenpflichtigen Rufnummern, da kommen fast unmerklich fünfstellige Summen zusammen. Die Branche gestaltet den Kontakt unterhaltsam und spannend, sodass die Kundschaft immer mehr hören will.

Niemand kann mit den Toten sprechen. Es ist natürlich etwas ganz anderes, wenn Sie einen lieben Menschen immer noch bei sich spüren und stille Zwiesprache halten. Sie hatten ein tief vertrautes Verhältnis, er ist in Ihr Herz eingeschrieben und diese Nähe bleibt und tut wohl. Aber Fremde wissen nichts von Ihren Verstorbenen. Die Hingeschiedenen kommen nicht wieder, um die Lebenden zu besuchen. Mag diese Vorstellung auch Ihren Reiz besitzen und deshalb so alt wie die Menschheit sein, haftet ihr zugleich doch etwas Gruseliges an. Darum legen abergläubische Leute trotz ihrer Faszination für Spukideen kleine und große Steine auf Gräber, um die Toten sicher drunten zu halten. Was aber nicht nötig wäre. Unsere sterblichen Überreste verwandeln sich in aller Ruhe zu Erde, aus der neues Leben in neuer Form hervorgeht. Die Milliarden von Menschen vor uns wurden nicht zum Mars ausgeflogen, sondern kehrten als Biomasse zum Mutterboden zurück. Genau genommen kein schlechter Gedanke. Wir sind Teil einer großartigen Natur, die so noch nirgends sonst im Weltall entdeckt wurde.

Wenn wir unerwartete Verluste erleiden mussten, scheint uns die Welt in ihren Grundfesten erschüttert. Dann sind wir ansprechbar für Endzeittheorien, Bußpredigten und Propheten, die den jüngsten Tag nahen sehen. Geistlicher Trost kann wertvoll sein – sofern man Ihnen hilft, in Ihr gewohntes Leben zurückzufinden. Wer Ihnen Familie, Freunde oder die Arbeit schlechtredet, Sie in eine obskure Ecke locken und um einige Tausend Euro erleichtern will, wird kaum zu Ihrer Rettung beitragen. Falls man Ihnen mit Schreckensvisionen in den Ohren liegt, sagen Sie: »Ja, ich hatte in der Krise auch so düstere Fantasien. Sie müssen den Ressourcenblick üben.«

Ein anderes Thema sind Geldverleiher, die Ihnen auf die Schnelle Liquidität verheißen, leider zu Wucherzinsen. Machen Sie sich nichts vor, niemand verschenkt Geld. Jetzt gilt es, sich einen Weg aus den Schulden zu bauen, und wer dabei Hilfe braucht, der sollte lieber zur Schuldnerberatung gehen. Achten Sie auf die seriöse Adresse. Hier zählt nicht immer der gute Rat von vermeintlichen Freunden. Es gibt ihn nirgends, den genialen Unternehmer, der Ihnen gerade jetzt, wo Sie auf dem Trockenen sitzen, das Geschäft Ihres Lebens vorschlägt: Datenhandel in der Cloud! Auto-Transfers in die Dritte Welt! Kühlschränke für Eskimos, Terpentin-Pflanzungen in der Wüste. Rendite 500 Prozent. Sie müssen nur ein paar Tausend lumpige Euro als Startkapital auftreiben. Den Scherz-Mails vom amerikanischen Erbonkel, der uns Millionen hinterlassen hat, sobald wir eine Gebühr bezahlt haben, glaubt sowieso niemand. Und bitte vertrauen Sie auch keinem Enkel, der plötzlich am Horizont auftaucht, jedenfalls nicht, wenn er kurz darauf um Geld bittet.

Setzen Sie auf bewährte Beziehungen und sich selbst

Alles, was zu gut oder wundersam klingt, um wahr zu sein, ist nicht wahr. Sagen Sie nicht: »Er hat mir alles genau erklärt, und ich kann auf meine Menschenkenntnis vertrauen.«

Vertrauen Sie im Geschäftsleben nur auf Fakten. Wenn der andere noch so biederes Schwäbisch spricht, noch so glanzvolle Prospekte präsentiert, muss das nichts heißen. Bedenken Sie, dass ein guter Betrüger viel glaubhafter und sympathischer rüberkommt als jeder Durchschnittsbürger – sonst würde ja niemand auf ihn hereinfallen, und er müsste seinen Beruf an den Nagel hängen. Lassen Sie sich trotz Sehnsucht nach der erlösenden Wendung zu nichts überreden. Sollte sich wirklich eine interessante Chance andeuten, nehmen Sie die mühevolle Kleinarbeit des Rechnens und Recherchierens auf sich – auch wenn es ihr eigener Vetter ist, der mit Ihnen durchstarten will. Lesen Sie sich alles relevante Wissen an, sichten Sie kritisch Zahlen und Waren, fragen Sie Fachleute, hören Sie auf Warnungen und Einwände. Je mehr Schweiß ein Projekt kostet, umso eher kommt etwas dabei heraus. Denn Erfolg fällt selten vom Himmel, er muss erarbeitet werden.

Wenn Sie Unterstützung brauchen, wenden Sie sich an verdiente

Freunde und Verwandte oder zuständige Stellen (siehe Kapitel 16). Bauen Sie auf Ihre eigenen soliden Bewältigungsfähigkeiten! Sie sind sich selbst Ihr treuester Kamerad. Mit Arbeitsblatt 30 können Sie sich bewusst machen, was Sie alles bereits geleistet haben.

Gemeisterte Herausforderungen

Name und Datum: _____

Sie stehen nicht zum ersten Mal vor einer schweren Aufgabe. Sie haben schon früher im Leben Hürden genommen und Ziele erreicht, die Sie sich vielleicht kaum zugetraut hätten. Und das alles ohne Wundermittel oder Zauberei. Erinnern Sie sich zurück an Ihre vielen verschiedenen Errungenschaften. Denken Sie auch an den Führerschein (wie waren wir aus dem Häuschen) oder das Sportabzeichen (da steckte viel Training drin).

Schule und Beruf (Abschluss, Beförderung, Bonus ...)

_____

_____

_____

Liebe und Familie (Entbindung, Hausbau, Silberhochzeit ...)

_____

_____

_____

Gesundheit (angefangen mit Bänderriss, Gerstenkorn, Wurzelbehandlung ...)

_____

_____

_____

Hobby, Kunst und Sport (Medaillen, Auftritte, Reparaturen, Ausstellungen ...)

_____

_____

_____

Und von wem haben Sie gute Unterstützung erhalten?

Würdigen Sie neben Familienmitgliedern auch den Mitschüler, der Ihnen immer einen Platz freihielt; den Ausbilder, der Ihnen durch die Prüfung half; die Anwältin, die Sie rauspauken konnte; den Kollegen mit den guten Einfällen ...

_____

_____

_____

Kapitel 22

Und dann noch so schrecklich viel Arbeit

Solang wir psychisch angeknackst sind, werden uns selbst einfache Arbeiten oft zu viel. Wir wissen nicht, was wir kochen sollen, oder was dieser kleingedruckte Brief besagen will. Sie kennen ja den Spruch: Was die Hand hinstellt, wirft der Hintern wieder um. Schuld sind Konzentrations- und Antriebsstörungen.

Irgendwann erholt sich das Gehirn, jedenfalls wenn man wie wir an vielen Funktions-Fronten geübt hat. Wir stellen erleichtert fest, dass die üblichen Routinen sich wieder einspielen. Allerdings beschert uns ein Schock-Ereignis unweigerlich eine Menge Zusatzarbeit. Selbst wenn wir »nur« Zeuge eines Verkehrsunfalls waren, bekommen wir es mit Schriftverkehr und Gerichtsverhandlungen zu tun. Haben wir über den Schrecken hinaus Verluste und Schäden erlitten, sei es gesundheitlich, familiär oder materiell, dann wird es vieles geben, worum wir uns kümmern müssen. Der frisch reparierte Kopf ist beim Anblick dieses Bergs nicht begeistert.

Obwohl wir unserem Gehirn leider keinen weiteren Urlaub genehmigen können, ist niemandem geholfen, wenn wir die Pferde im Seelenstall gleich mit bleiernen Lasten überladen. Machen Sie die Tiere nicht scheu und behandeln Sie die PS Ihres Denkmotors pfleglich.

Falsch: Den dicken Leitzordner auf den Tisch knallen, und dann im Kommandoton: »Den sortiere ich jetzt!«, befehlen. Die Folge: Ihr Gehirn verweigert den Dienst.

Richtig: Setzen Sie sich an einen schönen Platz, vielleicht mit Blick auf die blühende Topfpflanze (Gegenwartsanker), und sprechen Sie ruhig: »Oh, hübsche Pflanze!« Ihr Gehirn ist jetzt in positive Stimmung versetzt, so dass es anschließend auch das akzeptiert, was nicht mehr so schön ist. Klappen Sie den Ordner gemächlich auf, sagen Sie zu sich selbst: »Jetzt blättere ich den einfach mal durch.« Das bereits aktivierte Gehirn macht brav weiter.

Ein weiser Lehrer setzt an den Anfang der Klassenarbeit stets etwas Leichtes. Der Schüler soll sich nicht schon beim Anblick der ersten Aufgabe so erschrecken, dass gar nichts mehr geht. Ein harmloser Start lässt uns aufatmen: »Das müsste ich können.«

Ist die Mühle erst in Schwung, mahlt sie einen Sack Korn nach dem andern. Einem gut laufenden Gehirn macht die Arbeit richtig Spaß, besonders wenn der Rest des Körpers mitzieht. Dann ist man leistungsstark und merkt, wie man dank eigener Kraft und aus eigenem Antrieb vorankommt. Selbstwirksamkeit nennt man das, und die hebt das Selbstvertrauen. Worauf beruhen dann aber Arbeitsblockaden und Entscheidungsschwierigkeiten?

Arbeitshemmer: Das Gehirn bremst uns aus, wenn wir:

1.   die Notwendigkeit nicht einsehen können;
2.   zu schnell zu viel erreichen möchten;
3.   gewisse Grundkenntnisse entbehren;
4.   in der falschen Reihenfolge vorgehen.

Motivationsbildung

Warum wollen Sie den Ordner sortieren? Damit er endlich seinen Namen verdient? Um den Nachmittag nicht zu vertrödeln? Ehrenwerte Motive, aber vielleicht nicht stark genug, um ein Gehirn, das noch mit den Ressourcen haushalten muss, zu einer Kraftanstrengung zu bewegen. Sie brauchen stärkere Beweggründe, und wahrscheinlich gibt es die, sonst würden Sie das alte Aktenmonstrum doch keines Blickes gewürdigt haben.

Suchen Sie ein bestimmtes Dokument, und wenn ja, welches? Den Kreditvertrag, um die bestehenden Bedingungen einzusehen? Oder das Testament von vor zehn Jahren, das Sie erneuern wollen?

Um sich zu motivieren, machen Sie sich klar, was Sie bei entschlossenem Zupacken zu gewinnen haben – und was Sie verlieren könnten, falls Sie weiter zaudern. Denn auch wenn wir uns überfordert fühlen, sprengt nur selten ein erlösender Ritter herbei. Wir halten den Lauf der Zeit nicht an, hebeln die Fakten nicht aus, indem wir uns stur stellen. Wir können unsere Kooperation verweigern, doch wird dies in der Regel zu unserem Nachteil sein. Was wir nicht erledigen, erledigt sich auf vielleicht chaotische Weise von selbst, oder andere Menschen übernehmen das Ruder: Kollegen, Verwandte, Amtspersonen. Sogar wenn man es gut mit uns meint, wird wohl niemand unsere Interessen so gut vertreten wie wir selbst – immer vorausgesetzt, dass wir im Einklang mit der Realität bleiben.

Betrachten Sie Ihren Handlungsspielraum als Chance: Zwar ist die Situation ganz und gar nicht, wie Sie es sich gewünscht hätten. Aber immerhin sind Sie nicht völlig entmachtet, liegen nicht gefesselt am Boden, sondern haben in mancher Hinsicht mitzureden.

Der erste Schritt ist also unsere Einsicht in die Notwendigkeit.

Das rechte Maß

Die Kunst ist, mit den Lüsten und Lasten des Lebens weder phobisch vermeidend noch kontraphobisch vorpreschend umzugehen. Weichen wir der Arbeit aus, die in Wahrheit das kleinere Übel darstellt, so wird uns das größere Übel in Form von Sanktionen und Einbußen ereilen. Nehmen wir uns aber zu viel auf einmal vor und überschätzen dabei unsere Kondition, dann geraten wir ins Straucheln oder erreichen das Ziel nur in stark entkräftetem Zustand. Wir haben dann für den Erfolg einen zu hohen Preis bezahlt und können uns beim nächsten Mal noch weniger überwinden.

Um unsere Grenzen auszutesten, setzen wir uns keine Leistungslimits nach dem Motto: »Ich sortiere jetzt den Ordner«, sondern es gelten Zeitlimits: »Ich sortiere jetzt für eine Stunde den Ordner. Dann mache ich Pause, auch wenn ich noch nicht fertig bin.«

Steigern Sie die Belastung schrittweise und finden Sie auf diese Art experimentell heraus, wie viel Sie sich in Haus, Hof oder Büro zumuten können. Natürlich ist nicht ein Tag wie der andere, darum bleiben Sie in Ihrer Planung flexibel. Hauptsache, es geht voran. Akzeptieren Sie, dass eine große Arbeit zu Beginn nicht völlig überschaubar ist und am Ende meist mehr Zeit braucht, als man dachte. Denn es liegt ja nicht an uns allein. Das Wetter, die Mitmenschen, die Konjunktur – viele Faktoren können uns einen Strich durch die Rechnung machen. Bauen Sie, so gut es geht, zeitliche und finanzielle Polster ein.

Der zweite Schritt auf dem richtigen Weg in den Alltag ist daher die kluge Arbeitseinteilung.

Startwissen freischalten

In Notfällen haben wir wenig Zeit zum Nachdenken, denn die Ereignisse vollziehen sich rasant. Wir handeln instinktiv oder auch gar nicht, weil der Schrecken uns lähmt. Wenn möglich, alarmieren wir Polizei (110), Feuerwehr oder Rettungsdienst (beide 112), und dann kommen uns Profis zu Hilfe.

Irgendwann ist der Notfall vorbei. Polizei, Pfarrer, Ärzte oder Verwandtschaft sind abgezogen und wir sitzen mit unserem Ordner allein da. Den Kreditvertrag haben wir inzwischen gefunden, begreifen aber nicht, was das Fach-Chinesisch heißen soll.

So geht es vielen Menschen nach ihrer Schock-Erfahrung: Plötzlich ist das Unterste zuoberst gekehrt. Was sonst wie automatisiert gelaufen ist, muss hervorgeholt, überdacht und neu geregelt werden. Man kennt sich in den gewandelten Verhältnissen noch nicht aus. Kann man die Wohnung halten, wenn der Partner verduftet ist? Muss er weiter blechen, weil er im Kreditvertrag und auch im Mietvertrag steht, oder sind seine Verpflichtungen mit dem Auszug hinfällig? Schwierige Entscheidungen stehen an: Soll man bei Jobverlust außer im Arbeitsamt auch beim Rechtsanwalt vorsprechen, und wenn ja, mit welchen Unterlagen? Ist es besser, sich nach einem Herzinfarkt für eine ambulante oder stationäre Rehamaßnahme zu entscheiden, und welcher Kostenträger zahlt dafür?

Wo wir Neuland betreten, sammeln wir zuerst wegweisende Informationen. Das Internet bietet Auskünfte zu praktisch allen Lebenslagen. In juristischen, wirtschaftlichen oder gesundheitlichen Fragen bieten gedruckte Ratgeber einen kompakten Überblick. Individuelle Einzelheiten kann man dann wieder im Web nachlesen. Wenn wir unserem Gehirn die Möglichkeit geben, sich zu einem Thema warmzulaufen, regt sich auch das Gedächtnis und spuckt nützliches Wissen aus. Wir sind nicht von gestern, haben viel gelernt und gesehen. Es muss uns nur einfallen und ergänzt werden. Wir möchten unsere Situation so weit wie möglich erfassen, die Optionen kennen lernen und den Fachleuten gut vorbereitet begegnen.

Häufig unterschätzt man die Zahl der Möglichkeiten: Weil wir noch nie von Prozesskostenhilfe gehört haben, halten wir einen Rechtsstreit für unerschwinglich. Auch haben wir vergessen, für welche Risiken wir eigentlich versichert sind (die Versicherung vergisst allerdings nicht, den Beitrag pünktlich einzuziehen). Jetzt dämmert uns, dass da etwas war. Es gilt also wieder, den berüchtigten Ordner zur Hand zu nehmen und zu schauen, was sich Brauchbares findet.

Studieren Sie die Webseiten von Dienstleistern und Behörden, um passende Anlaufstellen zu finden. Sie wollen alle zur Verfügung stehenden Ressourcen nutzen (siehe auch Kapitel 16). Natürlich müssen Sie sich kein Experten-Wissen aneignen, das ist unmöglich. Aber als gut informierter Kunde werden Sie Ihren Ansprechpartnern den Sachverhalt besser begreiflich machen, Lösungsvorschläge skizzieren und sich nicht vorschnell abspeisen lassen.

Der dritte Schritt auf unserem Weg ist eine vorbereitende Recherche.

Die passende Reihenfolge

Wer Druck hat oder glaubt, sich auszukennen, weil Tante Bibi damals etwas Ähnliches erlebt hat, der verzichtet manchmal auf das nötige Nachforschen und manövriert sich so in die Klemme. Es ist nicht sinnvoll, unüberlegt einfach Tantchens Anwalt zu buchen, nur weil der ehedem in der Erbsache erfolgreich war, wenn es sich jetzt ums Familienrecht dreht. Vermeiden Sie Frust, suchen Sie sich den passenden Spezialisten.

Oder bei Sachschäden könnte folgende Falle drohen: »Ich bin ja versichert, ich bestelle den Handwerker.« Der Handwerker repariert auch flugs alles für einige Tausend Euro. Leider will dann die Versicherung nicht die Kosten übernehmen, da im Vorfeld kein Gutachten erstellt wurde. Hätte man zuerst den Vertrag eingesehen oder bei der Versicherung angefragt, wäre das nicht passiert. So ein Folge- oder Sekundär-Schlamassel ist äußerst entmutigend. Man hat ja gerade genug hinter sich. Nur ist dieses zweite Schlamassel leicht zu umgehen – mit ein wenig Sorgfalt.

Es bringt auch nichts, in stundenlanger Kleinarbeit Onkel Helmuts hinterlassene Bibliothek ins Internet zum Verkauf einzustellen, wenn ein Anruf beim Antiquar sofort ergeben hätte, dass keiner dieser Schmöker auch nur noch einen Pfifferling wert ist. Dann lassen Sie lieber eine preiswerte Entrümpelungsfirma kommen. Noch schlimmer: Der Selbständige, der sich nach schwerer Krankheit und noch im Krankengeldbezug um sein Geschäft sorgt und kurz mal im Büro vorbeischaut, sollte sich der Gefahren bewusst sein: Wenn die Versicherung von der Stippvisite erfährt (und Versicherungen beschäftigen Detektive), kann man das Krankengeld verlieren. Ebenso bei nicht bewilligten Reisen im Krankenstand. Ein kritischer Punkt wäre auch der beabsichtigte Eintritt in Frührente, Frühpension oder Erwerbsminderungsrente. Statt einfach in Krankenstand oder Arbeitslosigkeit auszuharren oder auf eigene Faust ein Schreiben ins Land zu schicken, verschaffen Sie sich die nötigen Informationen. Sonst könnten Sie Fristen versäumen oder sich finanziell verschätzen. Für Beamte wie Angestellte gibt es zahlreiche Beratungsmöglichkeiten (zum Beispiel basierend auf www. gew.de, beim VdK, bei den Renten- und Pensionskassen selbst und bei lokalen Anbietern).

Der vierte Schritt, an den wir denken sollten, ist zu prüfen, ob man die Schritte eins bis drei sorgfältig durchgeführt hat.

Wohl wahr: Die Arbeit macht Arbeit, besonders wenn man noch nicht vollständig auf der Höhe ist. Doch mit den richtigen Strategien kommen wir langsam, aber sicher voran. Letzten Endes tut es dem Gehirn gut, wenn es sich mit einer lösbaren Aufgabe befassen darf und nicht mehr mit den ungreifbaren Schrecken der Vergangenheit oder Zukunft. Jedes erreichte Ziel bringt einen Zuwachs an Kompetenz und Selbstvertrauen.

Mit Arbeitsblatt 31 können Sie ein geeignetes Vorgehen für Ihren aktuellen Bedarf skizzieren. Und denken Sie an den nötigen Ausgleich: Nach langem Brüten über der Steuererklärung gehen Sie ins Freie und toben sich aus – es tut manchmal schon ein kurzer Spaziergang oder einfach ein Blick in die Weite. Nach stundenlangem Renovieren machen Sie es sich in der Sofaecke bequem. Planen Sie außerdem einen kleinen Urlaub: Die Vorfreude auf schöne Landschaften und leckeres Essen ist Balsam für die Seele.

Arbeitsblatt 31

Mein Schritt-für-Schritt-nach-vorne-Plan

Name und Datum: _____

Sorgen Sie zuerst für einen passenden Gegenwartsanker, um Ihr Gehirn aus der Reserve zu locken und sich präsent zu machen.

Dann notieren Sie drei Aufgaben, die dringend erledigt werden müssen:

_____

_____

_____

Welche ist davon die Einfachste?

_____

Damit fangen Sie an.

Barbara Günther-Haug: *Den Boden unter den Füßen verlieren* © mvg Verlag

Machen Sie sich nochmals klar: Warum ist die Aufgabe wichtig?

_____

_____

_____

Wann wollen Sie beginnen? Wie viel Zeit planen Sie ein? Brauchen Sie einen oder mehrere Arbeitsschritte?

_____

_____

_____

Was möchten Sie in dem Zusammenhang recherchieren? Zum Beispiel Kosten, Fristen, Fachbegriffe, Rechtslage oder Adressen und Ansprechpartner? Notieren Sie ein paar konkrete Stichpunkte:

_____

_____

_____

_____

Nach der ersten Sitzung:

Welche Fortschritte haben Sie bereits erzielt? Notieren Sie auch kleine Errungenschaften und Erkenntnisse:

_____

_____

_____

_____

_____

Und welche kleine Belohnung haben Sie jetzt verdient?

_____

😃 Schulterklopf 😃

So weiter bis zum Abschluss der Aufgabe.

Kapitel 23

Der sogenannte
heilsame Schock

Verlust, Krankheit, Unfall – wie sollen solche Schrecken heilsam wirken? Im ersten Moment fühlt man sich bei dem Gedanken regelrecht verhöhnt. Doch wir können an schlimmen Erfahrungen reifen. Ein Schock zerstört Illusionen, konfrontiert mit harten Wahrheiten, fordert unsere Kräfte aufs Äußerste heraus. Schock ist wie Schiffbruch: Wir wurden von den Mächten des Schicksals an fremde, unwirtliche Gestade gespült. Robinson Crusoe hat auf seiner Insel nur überlebt, weil er den Gefahren der Wildnis mit Einfallsreichtum, Lebenswillen und zähem Fleiß begegnet ist. Und wir eifern ihm nach. Wir haben es zwar nicht mit Dschungel und Kannibalen zu tun, aber wir sind ja auch keine Romanfiguren, sondern echte Menschen mit echten Schmerzen und Heimsuchungen, die vor einem echten Kampf stehen, um die Probleme des Daseins zu meistern. Wir sind die wahren Abenteurer. Und das wahre Wunder ist unsere Heilung. Wir wollen tun, was wir können, um die Regeneration jeder einzelnen Körperzelle zu fördern. Uns selbst zuliebe tun wir das, aber auch für die ganze Familie. Wir sollten uns den Gedanken auf der Zunge zergehen lassen: Es geht hier um uns ganz persönlich. Wir möchten den Schock, das Trauma nicht an unsere Kinder weitergeben; nicht durch unser verändertes Wesen und schon gar nicht durch ein stressbedingt verändertes Erbgut. Für unsere Seele, die Schaltzentrale, die so stark den gesamten Organismus beeinflusst, haben wir nach der Lektüre des Buchs nach Kräften gesorgt und uns auf einen guten Weg gemacht. Wir genießen die allmähliche Besserung, das Aufatmen und Aufleben. Aber die Leidenserfahrung werden wir nicht vergessen: Nicht nur, weil das unmöglich ist, sondern auch, um aus ihr Weisheit zu schöpfen.

Was kann der Schock uns beibringen?

Uns wurde wieder einmal gezeigt, wie verletzlich wir sind. Eigentlich gehört uns nichts außer unserem Leben, und auch das ist vielen Bedrohungen ausgesetzt. Unser Ziel ist, mit diesem Wissen vergnügt und vernünftig zu bleiben. Von daher werden wir vielleicht nach einem Schock jeden Tag, an dem wir aufstehen und sinnvolle Arbeit tun können, höher schätzen als zuvor. Wir verfügen im Hier und Jetzt über viele Güter, dann wollen wir uns auch daran erfreuen und die Ressourcen gut pflegen, damit sie uns lange durchs Leben tragen.

Wir haben außerdem gelernt, dass man fürs eigene Unglück nicht unbedingt verantwortlich ist. Oder jedenfalls: dass das Leben viele Fallen stellt, und jeder Mensch Fehler machen oder auf die abschüssige Bahn geraten kann. Das vergrößert unsere Nachsicht mit uns selbst, aber auch unser Einfühlungsvermögen für die Missgeschicke anderer, und im Rahmen unserer Kräfte auch die Hilfsbereitschaft. Wir werden die Felsen der Realität fest im Auge behalten, hin und wieder unseren Kurs überdenken und wenn nötig Korrekturen vornehmen.

Durch das Ringen mit unseren Nöten sind wir, so mühsam es war, am Ende gewachsen. Wir haben neue Kompetenzen erworben, neue Menschen in unser Leben gelassen, einen Blick in die Abgründe der Welt geworfen und dabei entdeckt, welche Tiefe das Leben hat. Wir setzen neue Prioritäten: Reichtum ist gut, aber Gesundheit ist besser. Wir ärgern uns weniger über lästige Kleinigkeiten, sondern sind dankbar für alles, was uns vergönnt ist und gelingt. Wir glauben nicht mehr, dass der Chef oder die Eltern alles besser wissen und uns retten müssten. Wir sind uns selbst ein zuverlässiger Partner geworden. Wir stehen persönlich auf Deck am Steuer, wir retten andere. Viele Dinge fürchtet man erst dann nicht mehr, wenn man sie einmal durchgestanden hat. Das gilt nicht für Krankheiten und Unfälle, aber für Konflikte, technische Probleme und berufliche Herausforderungen. Und sogar mit den gefürchteten Krankheiten und Unfallfolgen haben wir besser umzugehen gelernt.

Nicht zuletzt werden wir vielleicht netter zu uns sein. Statt uns mit innerer Kritik zu quälen, uns zu schämen, schuldig oder unzulänglich zu fühlen, dürfen wir zu uns halten. Das Leben hat uns geschockt und niedergestreckt – aber wir sind aus der Ohnmacht erwacht. Haben uns hochgerappelt. Und hier stehen wir. Wir haben uns gegen das Chaos behauptet und getan, was wir konnten. Schauen Sie sich im Spiegel an und sagen Sie: »Das bin ich. Ich kenne mich und finde mich gut.«

Arbeitsblatt 32

Hart erworbene Schätze

Name und Datum: _____

Hat uns die Schock-Erfahrung zum Besseren verändert?

Kann das wirklich sein? Überlegen Sie, ob Sie durch die Krise Eigenschaften weiterentwickelt haben, die für Sie und andere von Wert sind. Zum Beispiel: Geduld, Ausdauer, Gründlichkeit, Durchsetzungsvermögen, Verlässlichkeit, Umsicht, Mitgefühl, Milde, Toleranz, Genügsamkeit …

_____

_____

_____

_____

_____

Haben Sie nützliches Wissen, neue Fähigkeiten erworben?

Denken Sie an Bereiche wie Medizin, Recht, Finanzen, Computer, Sozialwesen, Handwerk, Erziehung, Kunst …

_____

_____

_____

_____

_____

Haben Sie neue Gewohnheiten, die Ihr Leben bereichern?

Das kann auf alle möglichen Bereiche zutreffen, hier möchte ich nennen: Zeitmanagement, Ernährung, Sport, Familie, Freizeit, Kontaktpflege …

_____

_____

_____

_____

_____

Glückwunsch zu allem, was Sie erreicht haben! Behalten Sie den Ressourcenblick und bleiben Sie sich treu.

Barbara Günther-Haug: *Den Boden unter den Füßen verlieren* © mvg Verlag

Kontaktdaten von Beratungsstellen, alphabetisch sortiert

AGUS e.V.

Nach Verlust eines Menschen durch Suizid
www.agus-selbsthilfe.de

Bundesärztekammer

Bietet unter der Rubrik »Patienten« Links zu den Schlichtungsstellen der zuständigen Landesärztekammern
www.bundesaerztekammer.de

Bundesrechtsanwaltskammer

Bietet unter der Rubrik »Verbraucher« Hilfe bei der Anwaltssuche
www.brak.de

Bundesverband verwaiste Eltern und trauernde Geschwister in Deutschland VEID. e. V.

www.veid.de

Caritas Deutschland

Sozialberatung auf vielen Gebieten, auch gesundheitliche und therapeutische Beratung
www.caritas.de

Deutsches Rotes Kreuz

Mit vielen sozialen und gesundheitlichen Angeboten, darunter Suchtberatung in der Rubrik »Gesundheit und Prävention«
www.drk.de

Deutschsprachige Gesellschaft für Psychotraumatherapie

Mit TherapeutInnenliste für spezielle Psychotraumatherapie
www.degpt.de
Im Serviceteil dort kostenlose App (Android und iOS) als Wegweiser für Betroffene:
https://www.degpt.de/app-coach-ptbs.html

Diakonie Deutschland

Mit umfassendem Hilfeportal zu Themen wie Gewalt, Schulden,
Pflege
www.diakonie.de

EMDRIA

Mit Liste akkreditierter EMDR-TherapeutInnen
www.EMDRIA.de

Familienselbsthilfe Psychiatrie

Bundesverband der Angehörigen psychisch Kranker e. V.
E-Mail bapk@psychiatrie.de
www.bapk.de

Forum Schuldnerberatung

Bietet Adressen der zuständigen Schuldnerberatungsstellen
www.forum-schuldnerberatung.de

Gewerkschaft Erziehung und Wissenschaft

Berufliche Themen / Renten- und Pensionsberatung
www.gew.de

Hilfeportal Missbrauch des Unabhängigen Beauftragten der Bundesregierung in Fragen des sexuellen Kindesmissbrauchs (UBSKM)

Telefon: 0800 2255 530
www.hilfeportal-missbrauch.de

Infos zu Opferentschädigung, Verjährung et cetera

www.chrismon.de/missbrauch
(ein Organ der evangelischen Kirche)

Integrationsfachdienst

Zur sozialen und beruflichen Rehabilitation bei Grad der Behinderung (GdB) ≥ 50 oder Gleichstellung
www.integrationsaemter.de

Interventionen bei Gewalt, Angebot der Kassenärztlichen Bundesvereinigung

www.kbv.de/html/interventionen_bei_gewalt.php

NAKOS

Nationale Kontakt- und Informationsstelle zur Anregung und
Unterstützung von Selbsthilfegruppen
Telefon: 030-31018960, E-Mail: selbsthilfe@nakos.de
www.nakos.de

Notruf »Gewalt gegen Frauen«

Telefon: 0800–116 016
www.hilfetelefon.de

Polizeiliche Kriminalprävention der Länder und des Bundes

Bietet Informationen für Menschen, die Opfer von Straftaten wurden
E-Mail: info@polizei-beratung.de
www.polizei-beratung.de

Psychiatrienetz

Angebote für psychisch Kranke und deren Angehörige einschließlich Selbsthilfe und unabhängigen Beschwerdestellen
www.psychiatrie.de

Verband alleinerziehender Mütter und Väter

E-Mail: kontakt@vamv.de
www.vamv.de

Verband der Kriegsversehrten Deutschland

Sozialverband zur Sozialrechtsberatung
www.vdk.de

Rat und Hilfe können Ihnen auch Ihr zuständiges Amt für Versorgung und Soziales geben insbesondere in Fragen der finanziellen Existenzsicherung. Die Gesundheitsämter halten für Menschen mit psychischer Krankheit den Sozialpsychiatrischen Dienst vor, hier helfen SozialarbeiterInnen in vielen Bereichen weiter. Die Gesundheitsämter bieten zudem Unterstützung in den Bereichen Frauen, Senioren, Behinderte, Krankenhilfe. Ergänzend gibt es in Städten und Gemeinden Senioren- und Frauenbüros mit vielen Angeboten vor Ort.

Die Adressen sind sorgfältig recherchiert. Für die aktuelle Richtigkeit der Kontaktdaten und die Inhalte der genannten Seiten kann jedoch keine Verantwortung übernommen werden. Bitte setzen Sie bei der Umsetzung aller Empfehlungen dieses Buchs grundsätzlich auch immer Ihr persönliches Urteilsvermögen ein.

Arbeitsblätter zum Herunterladen

Einzelne Arbeitsblätter können Sie online herunterladen und sie anschließend bearbeiten:

https://bgh-psychotherapie.de/buch/ab/

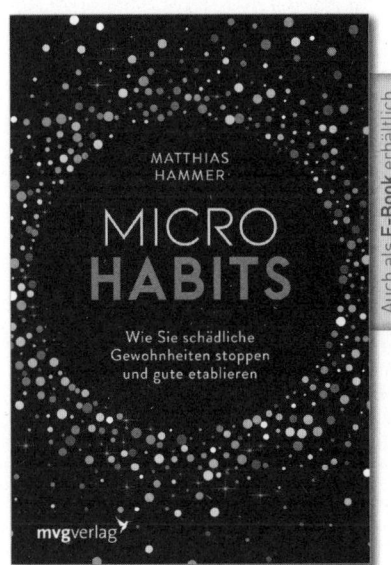

Auch als **E-Book** erhältlich

224 Seiten
16,99 € (D) | 17,50 € (A)
ISBN 978-3-7474-0107-1

Matthias Hammer
Micro Habits
Wie Sie schädliche Ge-
wohnheiten stoppen und
gute etablieren

Unser Alltag besteht aus vielen kleinen Gewohnheiten, die das eigene Wohlbefinden beeinflussen
und bestimmen. Meist laufen sie ganz unbewusst
ab, und wir merken gar nicht, wenn sie uns nicht
guttun. Deshalb fällt es uns auch oft so schwer,
große Veränderungen herbeizuführen, wie endlich
regelmäßig Sport zu treiben, sich das Rauchen ab-
zugewöhnen oder sich gesund zu ernähren.
Mit den fünf Micro-Habits-Schritten des renom-
mierten Verhaltenstherapeuten Matthias Hammer
kann jetzt jeder seine Gewohnheiten und sein Verhalten zum Positiven verändern. Leicht verständlich
und anschaulich erklärt er, wie man die eigenen
schlechten Angewohnheiten erkennt und diese
Schritt für Schritt durch gute ersetzt. Denn schon
eine kleine Veränderung am Tag reicht, um das Leben nachhaltig zu verbessern und das zu tun, was
wertvoll und wichtig ist.

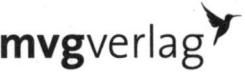

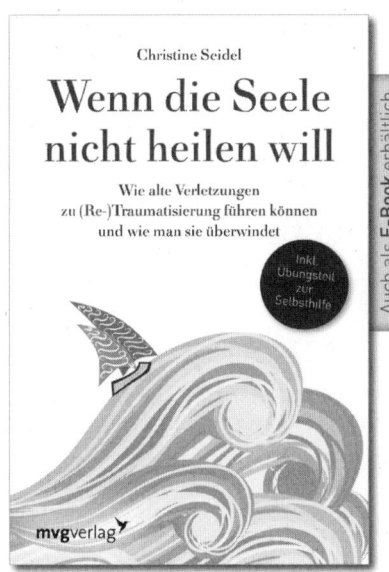

Christine Seidel

Wenn die Seele nicht heilen will

Wie alte Verletzungen zu (Re-)Traumatisierung führen können und wie man sie überwindet

240 Seiten
16,99 € (D) | 17,50 € (A)
ISBN 978-3-7474-0147-7

Plötzliche Angstzustände, Depressionen und das Gefühl, nicht mehr im Alltag zu funktionieren: Wenn alte Verletzungen durch eine Retraumatisierung ans Tageslicht kommen, leidet die Seele und verursacht oft unerklärliche Symptome. Verständlich und fundiert erklärt die erfahrene Traumatherapeutin Christine Seidel die verschiedenen Formen einer Traumatisierung, die Hintergründe, Ursachen und Behandlungsmethoden. Mit Übungen zur Selbsthilfe, konkreten Anlaufstellen in Deutschland, der Schweiz und Österreich und einfühlsamen Tipps gibt sie Betroffenen Hoffnung und zeigt einen Weg, wie sie wieder Halt und Struktur im Leben finden.

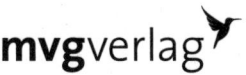

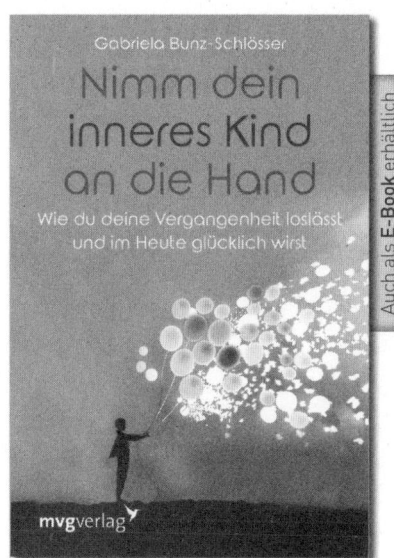

Gabriela Bunz-Schlösser

Nimm dein
inneres Kind
an die Hand

Wie du deine Vergangenheit loslässt
und im Heute glücklich wirst

Auch als E-Book erhältlich

mvgverlag

192 Seiten
9,99 € (D) | 10,30 € (A)
ISBN 978-3-86882-890-0

Gabriela Bunz-Schlösser
Nimm dein inneres Kind an die Hand
Wie du deine Vergangen-
heit loslässt und im Heute
glücklich wirst

Wer wir sind, wie wir uns fühlen und mit anderen umgehen, ist oft eng verknüpft mit den Erfahrungen aus unserer Kindheit: Fehlende liebevolle Zuwendung, Geborgenheit und Sicherheit spiegeln sich im Heute oft als innerer Schmerz, Angst oder dem Gefühl von Einsamkeit wider. Die Diplom-Psychologin Gabriela Bunz-Schlösser zeigt anhand vieler authentischer Beispiele aus ihrer Praxis, wie man als Erwachsener wieder zu seinem inneren Kind findet , um ihm all das zu geben, was in der Vergangenheit schmerzlich vermisst wurde.

Das praktische 3-Wochen-Programm und ein bisschen Vorstellungskraft helfen, die nicht ausgeheilten Verletzungen und Kränkungen aus der Kindheit zu verstehen und Schritt für Schritt zu heilen, um im Jetzt Konflikte lösen und ein ausgeglichenes, glückliches Leben führen zu können.

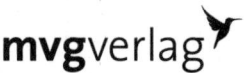